方回春堂传统膏方制作技艺

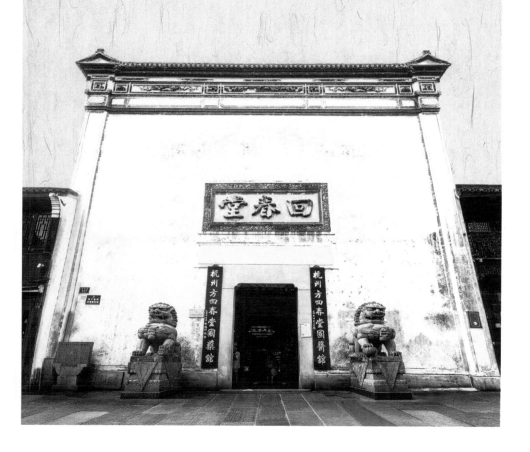

方回春堂传统膏方制作技艺

总主编 褚子育

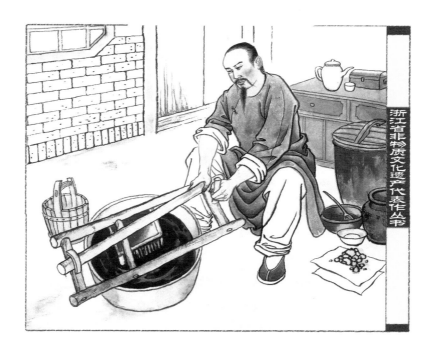

浙江省非物质文化遗产代表作丛书

浙江摄影出版社

丁黎 俞柏堂 编著

总 序

中共浙江省委书记
浙江省人大常委会主任 车俊

　　非物质文化遗产是一个民族的精神印记，是一个地方的文化瑰宝。浙江作为中华文明的重要发祥地，在悠久的历史长河中孕育了璀璨夺目、蔚为壮观的非物质文化遗产。隆重恢弘的轩辕祭典、大禹祭典、南孔祭典等，见证了浙江民俗的源远流长；引人入胜的白蛇传传说、梁祝传说、西施传说、济公传说等，展示了浙江民间文学的价值底蕴；婉转动听的越剧、绍剧、瓯剧、高腔、乱弹等，彰显了浙江传统戏剧的独特魅力；闻名遐迩的龙泉青瓷、绍兴黄酒、金华火腿、湖笔等，折射了浙江传统技艺的高超精湛……这些非物质文化遗产，鲜活而生动地记录了浙江人民的文化创造和精神追求。

　　习近平总书记在浙江工作期间，高度重视文化建设。他在"八八战略"重大决策部署中，明确提出要"进一步发挥浙江的人文优势，积极推进科教兴省、人才强省，加快建设文化大省"，亲自部署推动一系列传统文化保护利用的重点工作和重大工程，并先后6次对非物质文化遗产保护作出重要批示，为浙江文化的传承和复兴注入了时代活力、奠定了坚实基础。历届浙江省委坚定不移沿着习近平总书记指引的路子走下去，坚持一张蓝图绘到底，一年接着一年干，推动全省文化建设实现了从量的积累向质的飞跃，在打造全国非物质文化遗产保护高地上迈出了坚实的步伐。已经公布的四批国家级非物质文化遗产名录中，浙江以总数217项蝉联"四连冠"，这是文化浙江建设结出的又一硕果。

历史在赓续中前进，文化在传承中发展。党的十八大以来，习近平总书记站在建设社会主义文化强国的战略高度，对弘扬中华优秀传统文化作出一系列深刻阐述和重大部署，特别是在十九大报告中明确要求，加强文物保护利用和文化遗产保护传承。这些都为新时代非物质文化遗产保护工作指明了前进方向。我们要以更加强烈的文化自觉，进一步深入挖掘浙江非物质文化遗产所蕴含的思想观念、人文精神、道德规范，结合时代要求加以创造性转化、实现创新性发展，努力使优秀传统文化活起来、传下去，不断满足浙江人民的精神文化需求、丰富浙江人民的精神家园。我们要以更加坚定的文化自信，进一步加强对外文化交流互鉴，积极推动浙江的非物质文化遗产走出国门、走向世界，讲好浙江非遗故事，发出中华文明强音，让世界借由非物质文化遗产这个窗口更全面地认识浙江、更真实地读懂中国。

现在摆在大家面前的这套丛书，深入挖掘浙江非物质文化遗产代表作的丰富内涵和传承脉络，是浙江文化研究工程的优秀成果，是浙江重要的"地域文化档案"。从2007年开始启动编撰，到本次第四批30个项目成书，这项历时12年的浩大文化研究工程终于画上了一个圆满句号。我相信，这套丛书将有助于广大读者了解浙江的灿烂文化，也可以为推进文化浙江建设和非物质文化遗产保护提供有益的启发。

前　言

浙江省文化和旅游厅党组书记、厅长　褚子育

　　"东南形胜，三吴都会，钱塘自古繁华。"秀美的河山、悠久的历史、丰厚的人文资源，共同孕育了浙江多彩而又别具特色的文化，在浙江大地上散落了无数的文化瑰宝和遗珠。非物质文化遗产保护工程，在搜集、整理、传播和滋养优秀传统文化中发挥了巨大的作用，浙江也无愧于走在前列的要求。截至目前，浙江共有8个项目列入联合国教科文组织人类非遗代表作名录、2个项目列入急需保护的非遗名录；2006年以来，国务院先后公布了四批国家级非物质文化遗产名录，浙江217个项目上榜，蝉联"四连冠"；此外，浙江还拥有886个省级非遗项目、5905个市级非遗项目、14644个县级非遗项目。这些非物质文化遗产，是浙江历史的生动见证，是浙江文化的重要体现，也是中华优秀传统文化的结晶，华夏文明的瑰宝。

　　如果将每一个"国家级非遗项目"比作一座宝藏，那么您面前的这本"普及读本"，就是探寻和解码宝藏的一把钥匙。这217册读本，分别从自然环境、历史人文、传承谱系、代表人物、典型作品、保护发展等入手，图文并茂，深入浅出，多角度、多层面地揭示浙江优秀传统文化的丰富内涵，展现浙江人民的精神追求，彰显出浙江深厚的文化软实力，堪

称我省非遗保护事业不断向纵深推进的重要标识。

这套丛书,历时12年,凝聚了全省各地文化干部、非遗工作者和乡土专家的心血和汗水:他们奔走于乡间田野,专注于青灯黄卷,记录、整理了大量流失在民间的一手资料。丛书的出版,也得到了各级党政领导,各地文化部门、出版部门等的大力支持!作为该书的总主编,我心怀敬意和感激,在此谨向为这套丛书的编纂出版付出辛勤劳动,给予热情支持的所有同志,表达由衷的谢意!

习近平总书记指出:"每一种文明都延续着一个国家和民族的精神血脉,既需要薪火相传、代代守护,更需要与时俱进、勇于创新。"省委书记车俊为丛书撰写了总序,明确要求我们讲好浙江非遗故事,发出中华文明强音,让世界借由非物质文化遗产这个窗口更全面地认识浙江、更真实地读懂中国。

新形势、新任务、新要求,全省文化和旅游工作者能够肩负起这一光荣的使命和担当,进一步推动非遗创造性转化和创新性发展,讲好浙江故事,让历史文化、民俗文化"活起来";充分利用我省地理风貌多样、文化丰富多彩的优势,保护传承好千百年来文明演化积淀下来的优秀传统文化,进一步激活数量巨大、类型多样、斑斓多姿的文化资源存量，唤醒非物质文化遗产所蕴含的无穷魅力，努力展现"浙江文化"风采，塑造"文化浙江"形象，让浙江的文脉延续兴旺，为奋力推进浙江"两个高水平"建设提供精神动力、智力支持，为践行"'八八战略'再深化，改革开放再出发"注入新的文化活力。

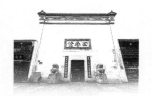

目录

序言 // PREFACE

　　古往今来，中医药文化一直是中国传统文化的重要组成部分，中国传统文化对中医药的形成发展起到了促进作用，同时，中医药事业的发展也不断充实和丰富着中国传统文化。十七大报告提出"坚持中西医并重"的方针，明确指出要"扶持中医药和民族医药事业发展"。十九大报告要求发展健康产业，推动健康中国建设，并再次强调了"坚持中西医并重，传承发展中医药事业"的方针。"十三五"期间，宏观经济呈现新常态，改革开放、科技创新和新型城镇化成为发展的新动力，"创新、协调、绿色、开放、共享"五大发展理念也已成为新一轮发展的核心指导思想。

　　目前，杭州市上城区政府正着力打造世界级文化高地，围绕建设历史名城的文化创新高地的总体目标，整体建构"一区五地"的文化发展战略体系。作为一家具有悠久文化传承的中华老字号，杭州方回春堂积极响应区委、区政府文化发展战略思路，将中医传统文化内在原生动力转换为有利于区域协调发展的润滑剂和助推器，大力推动上城区区域文化价值研究，助力构建上城区"文化+"可持续发展模式。

2014年，杭州方回春堂申报的方回春堂传统膏方制作技艺项目经国务院批复，入选第四批国家级非物质文化遗产代表性项目名录，成为浙江中医药界膏方制作标杆，值得庆贺！

《方回春堂传统膏方制作技艺》一书介绍了方回春堂传统膏方制作技艺，挖掘了中医药文化的深厚底蕴和工匠精神。它的付梓将让国内外人士全面了解方回春堂传统膏方制作技艺的变迁，进一步弘扬中国中医药文化。该书符合中央"十三五"规划精神，其问世有利于上城区委、区政府对非物质文化遗产进行保护，有利于区域文化旅游资源开发，有利于上城区医药文化古迹修缮，有利于中医药健康文化产业建设。

中共杭州市上城区委书记　　陈瑾

一、概述

清顺治六年（1649），方清怡创办了国药号「方回春堂」，意为「逢凶化吉，妙手回春」。自立业之日起，方回春堂悉遵古例，精选各省道地药材，依规炮制中药饮片，虔修各类丸散膏丹，杜煎虎鹿龟驴诸胶，择料讲究，选工尽善，尤以秘制小儿回春丸闻名杭城，老幼皆知。民国初年，方回春堂经营发展如日中天，此后历经辉煌、衰败，甚至一度退出历史舞台。方回春堂于新世纪重建，继续传承与弘扬中医药文化。

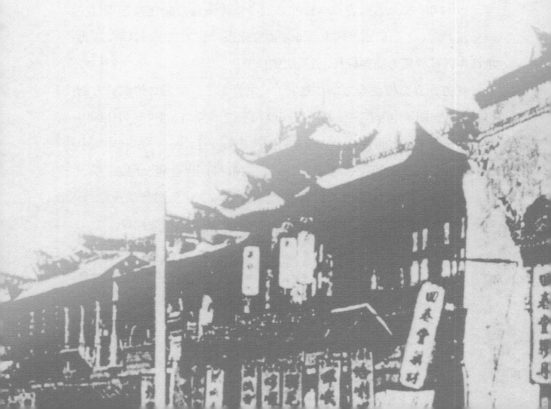

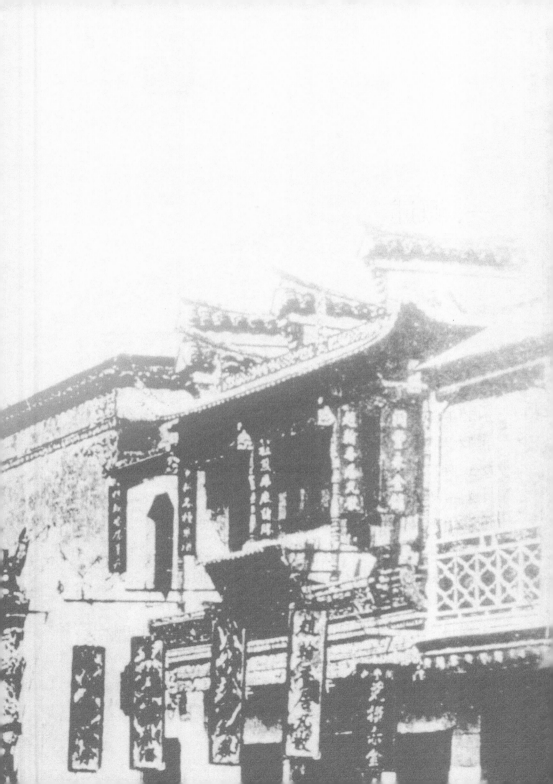

一、概述

[壹] 人文历史背景

杭州,位于中国东南沿海一带,处浙北地区,属亚热带季风气候,四季分明,生态环境优越,系中国六大古都之一。自秦设县,两千多年来,其间吴越、南宋均定都此地,

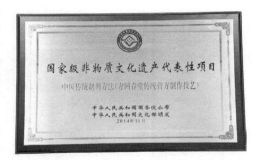

方回春堂传统膏方制作技艺被评为国家级非物质文化遗产代表性项目

几度岁月变迁,几番历史沉淀,逐渐成为"国家历史文化名城"。

杭州素有"人间天堂"之称,是有名的文化之城、鱼米之乡、丝绸之府、茶叶之都,境内有实证中华五千年文明的良渚文化、江南第一名坊清河坊,自古就有"东南形胜,三吴都会,钱塘自古繁华"之说。杭州西湖文化景观和中国大运河先后被联合国教科文组织列入《世界遗产名录》。2016年9月4日—5日,二十国集团领导人第十一次峰会(G20)在杭州召开,世界高朋满坐西湖山水。2022年,亚运会也将在杭州举行。杭州绚烂悠久的历史将继续谱写下去。

一、先秦时期的杭州

杭州居于江流海潮交汇之地，是钱塘江流域的天然吐纳港，夹身两浙间，是自北徂南的天然渡口，极益都市发展。今天的杭州湾两岸陆地大多由钱塘江带下海潮涌上的泥沙久经堆积而成。古代，西湖实是一个小海湾，西湖以东的陆地被波涛湮没。秦汉时期的今江干一带尚卧海底，南岸的西兴镇则逼临江浒，水面辽阔。

远古时，今天的杭州城区和西湖所在地尚沉睡于波涛汹涌的浅海湾中，西湖南北的峥嵘群山那时唯有峰顶露出水面，其余大部分埋在海底。北面的北高峰、老和山和南面的凤凰山、吴山等山脉向东突出，成为大海中的两个岬角，湾底靠飞来、南北诸峰，整个海湾呈马蹄形。

大约到了距今4000—5000年前的新石器时代，今杭州城的西北一带已有原始人类活动。从考古发掘得知，从今老和山麓，经过古荡、勾庄、水田畈，向西北延伸到余杭的良渚、瓶窑、安溪等处，都有原始人类生活的遗址和遗物，考古学上通称"良渚文化"。

老和山遗址是距杭州旧城最近的一个原始聚落，距西湖仅1500米。1953年，营建浙江大学新校舍时，在山麓发掘出许多新石器时代的文物，有石器、玉器、陶器等残片，其中有石斧、石刀、石凿、石箭头、石网坠、石砂轮、石针以及玉器等。老和山高约200米，是天目山的余脉，附近山冈蜿蜒，溪沟纵横，依山临水，成为杭州旧城区最早的原始聚落。

水田畈遗址位于今半山车站的南面，附近土质松软，河渠密布，适宜耕种。这里的出土文物丰富多彩。杭州先民主要从事以水稻为主体的原始农业生产，从半山水田畈遗址出土的稻谷看来，粳稻已占60%—70%。所使用的农具大多是经过磨制加工的新石器，如三角形犁状器、扁薄穿孔石铲、耘田石器、石镰刀等，证明了杭州地区的原始农业已由刀耕火种阶段进入犁耕的新阶段。此外，还种植蚕豆、花生、芝麻、甜瓜等作物。这一时期的耕作制度已完成了由生荒耕作向熟荒耕作的过渡，即采用连种3—5年、撂荒3—5年的熟荒耕作制。

在遗址的水沟里还发现了4支木桨，其中有宽翼木桨1件和狭翼木桨3件，长约2米，说明这里业已广泛使用独木舟作为水上的交通工具。另外发现有石网坠与穿有三孔的鱼网板浮标，可见渔猎也成为生活的重要手段。除此之外，还发现了不少木榔头、木盆、竹编物等日常生活用具。从遗址推断，当时人们已开始构建房屋。这些房屋虽然面积狭小，但与中原地区的半穴居住房不同，适用于地势低洼的南方。水田畈文化层已相当于中原地区的春秋战国时期。相传大禹治水的时候，全国分为九州，杭州属于古扬州。古扬州与今扬州不同，泛指长江以南江水波扬的广大水乡。从大禹治水的夏朝到春秋时期，杭州是越国的故地。战国时，越国被楚国所灭，杭州又被纳入楚国的版图。[1]

二、秦汉时期的杭州

秦始皇统一全国后,把全国划分为三十六郡,以后又增至四十郡。在吴、越故地设置了会稽郡,会稽郡下辖二十六县,地处武林山麓的钱唐县(今杭州)就在其中。《史记·秦始皇本纪》记载,秦始皇三十七年(前210),秦始皇出游经过丹阳,圣迹钱唐,钱唐地名便肇端史册,迄今已两千两百多年。

秦汉时,杭州地区的人口尚不过数万,且大部分都是以农桑为生的农业人口。

西汉,钱唐仍属会稽郡,但它的地位逐渐重要。汉武帝元狩年间(前122—前117),会稽郡西部都尉(即负责郡级治安的军事机关)的治所设在钱唐的武林山。西汉末年王莽篡权改制时,把钱唐改为"泉亭"。东汉建立后,汉光武帝恢复钱唐旧名。

东汉顺帝时(126—144),由于南方经济的发展与钱塘江航运的兴起,开始以江为界,把会稽郡一分为二,在江北增设吴郡(治所在今江苏省苏州市),江南仍属会稽。钱唐县从此划归吴郡。钱唐故县范围南至五云山的徐、范村(即梵村),西北至粟山石人岭和西溪,东到宝石山麓的大佛寺附近,环绕灵隐、天竺等南北诸峰(汉时通称为武林山),数千户人家散居其间,是个山中小县。东汉至南朝

---

[1] 朱德明,《杭州医药文化》,杭州:浙江人民出版社,2011年。本章有多处引述。

时期，北方军阀混战不止，大批农民迁居江南，带来了北方先进的农业技术，促进了大江南北农业技术的交流和发展。除籼、粳稻普遍栽培外，作物品种还增加了麦、粟、桑、麻等，园艺种植品种主要有笋、姜、瓜、韭、山药、芹、葵等十多种。

三、三国两晋南北朝时期的杭州

东汉政权在黄巾大起义的狂飙冲击下土崩瓦解。富阳人孙坚在军阀混战中逐步壮大力量，其子孙权在222年建立吴国，229年自称皇帝，中国的历史进入了曲折多变的魏晋南北朝时期。饱受战乱蹂躏的北方人民纷纷南迁，部分蛰居杭州一隅，增加了杭州地区的劳动力，也带来了北方先进的生产技术和文化知识，为当地进一步开发提供了良机，促进了当地社会经济、科技、文化的发展，一度可与北方发达地区相媲美，医药卫生的嬗递亦是如此，无怪乎南朝刘宋文帝说："天下五绝而皆出钱唐。"三国两晋南北朝时期，地处江左的钱唐县发展得更快，成为钱塘江下游的重要县份。

南朝萧梁（502—557）时，钱唐县升为临江郡，到陈朝（558—589）、隋（581—618）时，又改临江郡为钱唐郡。从此，钱唐县就成为郡治所在地，县的范围也沿钱塘江扩展至凤凰山麓的江干一带。

四、隋唐五代十国时期的杭州

杭州能摆脱其山中小县的地位而跃居成为大都市，应归功于隋开皇十一年（591）的迁治。隋开皇九年（589），隋平陈，废除钱唐郡，设置杭州，钱唐成了杭州的属县，杭州之名从此见诸史书。第二年，州治从余杭迁至钱唐，又把原来的新城（今杭州市富阳区新登镇）、海盐也并入钱唐，扩大了县境。591年，州县移治柳浦西（今城东南的贴沙河），河上跨浦桥，桥南立浙江亭，是驿路必经之地。晋宋以降，柳浦一带一望平陆，宋后遂为津渡要地。经南朝岁月生聚，日渐蕃息。隋移州于此，在浦西凤凰山麓大兴土木，夯建新城。自此，荒僻的钱唐县名声远扬。

隋大业六年（610），中国大地版图上出现了一条贯穿南北的大运河，这条大河的南端正是余杭，绵延八百多里。江南运河是隋炀帝所开大运河的最南段，杭州与全国各地更紧密地连在一起，城市地位日见重要。大运河的通航极大地促进了我国南北的经济、文化交流，为杭州的发展与都市的繁荣奠定了良好的基础。据《隋书·地理志》记载的隋炀帝大业五年（609）全国各州郡的户口情况，其时，杭州的人口（包括属县）有15380户。当时全国有8907546户，46019915人，户均人口5.17人。据此推算，杭州地区人口约有79515人。此后，在隋唐时期的三百多年间，杭州人口不断增长，到唐玄宗天宝元年（742），杭州（包括属县）的人口已达86258户、585963人，年人口增长率高达5.95%，比秦汉时的年人口增长率0.26%高出20多倍，成为杭州历史上第一个人口增长高峰期。至唐末，杭州地区人口已有约60万，其中城市人口十数万，成为南方著名的大城市。隋唐时期杭州人口的增长从一个侧面反映了当时杭州城市的兴盛和繁华。至此，杭州成为大都会的基础已经夯实，拉开了钱塘繁荣的序幕。隋朝统治时间虽短，但对杭州正式成为一个城市却起了奠基作用。

钱塘在唐之前一直被称"钱唐"，因避唐朝国号之讳，才在"唐"左边加了"土"，"钱塘"之称一直沿用至今。由于隋末战乱很少殃及杭州，唐朝时期杭州经济突飞猛进，兴修西湖等较大水利工程多处，人口迅速增长，杭州成了繁华的江南城市。

在唐朝统治的三百年左右时间里，经过劳动人民的辛勤建设，都市经济有了新的发展。唐朝少府监（主管手工业的中央机构）把全国的绢布按质量好坏分为九等，杭州所产的苎（苎麻织成的粗布）列为第四。杭州所产的绫还受到大诗人白居易的称赞，他的《杭州春望》一诗中有"红袖织绫夸柿蒂"之句，就是称誉杭州女工织造的有柿蒂花纹的绫。此外，杭州造船业也有了较大的进步，民间已能自造三丈长的大船，船体规模和工艺水平均和当时著名造船业中心苏州、扬州所造不分高低。本地有店肆三万多家，每年商税收入达五千万缗，约占全国商税收入的百分之四。杭州栽培茶树约始于唐朝。陆羽《茶经》列出全国四十三州产茶地，其中有杭州、睦州（今杭州建德）两处。南宋地方志《咸淳临安志·物产》记载，唐朝钱塘县栽茶树始于西湖北，以宝云庵的宝云茶、下天竺的香林茶和上天竺的白云茶为佳茗。临安、於潜的天目山茶也为唐朝名茶。

当时杭州的兴盛还表现在城区的扩大上。唐朝时，城区从原来的城南江干一带向北延伸到武林门，城南江干成为海外贸易的码头，城北武林门一带则因大运河的通航而成为附近州县货物的集散地。城区人口也迅速增加，唐开元年间（713—741）达到八万六千多户。晚唐之时，杭州已成为"咽喉吴越，势雄江海"的东南名郡。

唐代的杭州下辖钱塘、盐官、余杭、临安、於潜、唐山、富阳、新城八县，州治在钱塘，府署在凤凰山麓的渡口柳浦（今江干区一带）。杭州的繁华起始于唐代，而大唐杭州的克臻繁荣虽承袭自隋代的基业，当朝的建树亦功不可没。

一是海上贸易的开辟。有唐一朝国威远扬，海外交通盛极一时，广州、扬州、杭州均是重要的通商口岸，贸易红火。

二是解决了引水问题。杭城的陆地是江海故地，宋代以前，江流离城郭其近，地下水潜相通灌，咸苦不能饮用。唯有负山居民，凿井汲取甘泉，范围狭窄。最初的人类聚落不在中城、下城的广大平原，而在上城的凤凰山麓。其后，因交通便利，商贾辐辏，居民日众，饮水成为严重的生活问题。唐代宗大历时期（766—779），刺史李泌始在今涌金门、钱塘门之间分开六处水口，引导西湖水入城，潴为六井。唐穆宗长庆时期（821—824），刺史白居易复加开浚，居民淡水充足，生齿日繁，城邑聚落范围突破了南部山麓地带，逐渐北展。南起江干、北届武林门和艮山门的市区肇基唐朝，但筑城年代已无从查考，今日杭城大致拓定于此时。从唐代至元代，杭城南临江干，南北较今城为长，东至东青巷、城头巷，东西较今城为狭，城区呈狭长形。元末张士诚改筑城垣，将荒废的南宋故宫划出城外，把东面的新市区划入城内，形成随后的城区。

三是农田水利的兴建。杭州夏秋期间易旱，对农业影响很大。西湖居浙西平原的上游，唐以前未能利用这一天然水库。唐穆宗长庆年间（821—824），白居易任杭州刺史，筑堤捍湖，以时蓄泄，杭州东北濒河的一千多顷农田都得到灌溉，年年喜获丰收。

四是西湖风景的扬名。西湖妙境天成，冠绝宇内，但唐朝以前很少有人题咏，知者殆鲜。白居易守杭时，酷爱湖山，耽昵云树，新词艳曲层出不穷，绘尽西湖美景。当时，白居易诗名震撼一世，西湖经其品题，闻名遐迩，云集了四方文士。北宋神宗熙宁（1068—1077）、哲宗元祐（1086—1093）年间，著名诗人苏轼又两任杭州，留下了丰富的西湖诗篇，逾越乐天。人们认为"杭州巨美，自白、苏而益彰"，洵属知言。

从隋唐到五代十国时期，杭州的科技文化取得了长足发展，医药卫生亦然，这主要表现在设置了医药学官员，加强了医药行业的管理，而且，杭州朝贡的中草药品之多，居全国前茅，木、石、陶、瓷质医药卫生用具琳琅满目，综合治理饮水卫生的工作颇具成效，杭州与日本的医药学交流较为频繁。

907年，农民起义军的叛徒朱温废黜唐朝末代皇帝，改国号为"梁"，史称"后梁"。此后，在南方以及山西等地，军阀乘机崛起，相继建立了十个割据政权，钱镠建立的吴越国便是十国之一。吴越国地分十三州一军，定都杭州，加名西府，或称西都。这是杭州作为封建帝王之都的开始，在杭州的发展史上占有重要的一页。《玉照新志》记载："杭州在唐，繁荣不及姑苏、会稽二郡，因钱氏建国始盛。"钱王独霸一方，却能审时度势，趋利避害，保境安民，繁荣经济，使钱塘不仅躲开了战火的涂炭，而且伺机发展成东南第一繁华城市。在杭州，天文科技的研究始于五代吴越国，今杭州碑林保存的吴越国钱元瓘及次妃吴汉月墓上两块天文石刻星图，据专家考证，是941年和951年所刻，是全国乃至世界现存最早的石刻星图。

五、宋元时期的杭州

北宋至道元年（995），在杭州设置"织务"，专门管理并收购绢达二十五万匹，占浙西七州三分之一强。杭州的雕刻印刷居全国首位，酿酒、造船、制扇等手工业都很发达。北宋时，杭州是对外贸易的四大商港（广州、泉州、明州、杭州）之一。北宋端拱二年（989）五月，设置市舶司，掌管检查出入海港的外商船舶，征收关税，收购政府专卖品和管理外商等，与大食（今阿拉伯）、吉逻（今印度半岛西南）、阇婆（今爪哇）、占城（今中南半岛中南部）、勃泥（今加里曼丹岛北部）、麻逸（今菲律宾）、三佛齐（今苏门答腊岛东南部）等国都有贸易关系。输出物品有金、银、缗钱、铅、锡、杂色帛、瓷器等；输入物品有香药、犀象、珊瑚、珠琲、镔铁、靆皮、玳瑁、玛瑙、车渠、水精、番布、乌柄等。当时，杭州湾上"闽商海贾，风帆浪舶，出入于江涛浩渺烟云杳霭之间，可谓盛矣""道通四方，海外诸国，物货丛居"。

北宋嘉祐二年（1057），梅挚出任杭州知府，宋仁宗赠诗示宠，称赞杭州是"地有湖山美，东南第一州"，可见北宋时期的杭州已经成为东南沿海的大城市。

北宋前期，杭州人口增加了一倍。元丰年间（1078—1085）《九域志》载，彼时杭州人口已达202800多户，成为江南人口最多的州郡。五代至北宋前期，杭州已成为"四方之所聚，百货之所交，物盛人众"的大都会。杭州的经济、文化、科技、教育、学术和文艺水平都居全国前茅，进入高度昌盛时期。杭州丰富的药源为治病救人提供了保障，并推动了制销药品业的发展。北宋末年，杭州设立了惠民药局，掌管药物，为民治病，还出现了杭州第一所亦是当时中国为民服务的最大医院——安乐坊。

杭州师范大学人文学院历史系教授朱德明在其专著《南宋医药发展研究》中对临安（今杭州）医药发展作了阐述。杭州城市的发展，从宋室南渡达到登峰造极之境地。南宋建炎三年（1129），宋高宗从扬州南渡杭州，旋升杭州为临安府。南宋绍兴八年（1138），定都临安，东南第一州鳌居南宋全境第一州。南宋时期，临安府城多次扩建，成为南跨吴山、北到武林门、左靠钱塘江、右近西湖的大城，气势宏伟，四周开了十三座城门，城墙高达三丈，厚约丈余，禁约严厉，人不敢登。城墙外围有十多丈宽的护城河，护城河两岸种植杨柳，禁止行人往来。至南宋末，杭州"城南西东

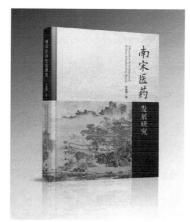

《南宋医药发展研究》

北各数十里，人烟生聚，民物阜蕃，市井坊陌，铺席骈盛，数日经行不尽，各可比外路一州郡"。其市区大致东南尽江涛，西南起龙山（六和塔下），西际天竺、灵隐，北包西溪、北关，远接安溪、临平。

南宋时期，由于赵宋朝廷偏安杭州，"大驾初驻跸临安，故都及四方士民商贾辐辏"，带动了各业兴盛，杭州成为全国的政治、商业中心，"往来辐辏，非他郡比""大小铺席，连门俱是"。店铺多临街营业，今官巷口至羊坝头一带为府城最大的闹市区，金银珠宝商店集中之地，即今上、下珠宝巷一带。

南宋饮食服务业创新出四司六局。所谓"四司"，就是指帐设司、茶酒司、厨司、台盘司。帐设司专门掌管以仰尘、录压、桌帏、搭席、帘幕、屏风、书画等布置环境的事务；茶酒司专管邀请宾客、迎

送亲友、传语取复、上茶斟酒等协助主家招待宾客的事项；厨司掌管筵宴之上菜点的放料批切、菜肴烹饪；台盘司专管菜肴上桌与盘碗清洗等事项。所谓"六局"，即果子局、蜜煎（饯）局、菜蔬局、油烛局、香药局和排办局。果子局负责采办新鲜水果、南北京果、海腊肥膊和烛盘看果等；蜜煎局采办供应蜜饯一类干果食品；菜蔬局负责采办席桌所需的时新蔬菜、异品菜蔬等；油烛局掌管灯火照明以及竹笼、灯台等；香药局掌管、提供香料，如龙脑、香球与醒酒汤、药饼儿等；排办局掌管凳椅桌子及拭抹、扫帚等事。总之，四司六局的人员动作熟练，办事稳妥，"不致失节，可省主者之劳也"，为筹办筵席的主人提供了方便。公私酒楼遍布街巷，当时家住杭州癸辛路的周密在《武林旧事》中记载：朝廷户部点检在杭州开办的大酒楼，有和乐楼、中和楼、太和楼、和丰楼、春风楼、太平楼、丰乐楼、西溪楼、南外库楼和北外库楼等十多家。民间私办的豪华酒楼在数量、规模上也不亚于官办酒楼。当时有熙春楼、日新楼、三元楼、赏楼、花月楼、五间楼等十八家著名的豪华酒楼。

杭州素称"丝绸之府"，丝织业历史悠久。南宋时除继续生产传统产品外，还试制了不少新品种。凤凰山下修内司官窑所产的瓷器专供皇室使用，极其精致。当时，杭州还能精制各种西湖画舫与大舰，造船业相当发达。

伴随着经济的发展，杭州的文化教育事业也呈现出一派欣欣向荣的景象。南宋的最高学府太学，以抗金英雄岳飞的住宅扩建而成，学生多时有两千到三千人。一种类似科技学校的专门大学也应时而生，教授如武学、医学和算学等学科。南宋时期，朝廷在杭州重建了主管天文历法的太史局。南宋朝廷重视日历的制订与修改完善工作，一百四十余年间，太史局曾先后制订了统元历、乾道历、会元历、统天历、开禧历、会天历、成天历等八种日历，其中以杨忠辅等制订的统天历最为准确实用。民间戏艺更是百花争艳，仅杭城内外的固定游艺场就有二十多处，当时称为"瓦子""瓦舍"或"瓦肆"。海外贸易也十分发达，"四方百货，不趾而集"。南宋时，水稻有占城、红莲、雷泥乌、雪里盆、赤稻、黄籼六种；糯稻有金钗、社糯、光头、蛮糯四种；麦有大麦、小麦；豆有大黑、大紫、大白、大黄、大青、大褐、白扁、黑扁、白小、赤豆、绿豆、小红、白江、楼字蒙、青碗、白眼、羊眼、白红、白豌、刀豆等二十多种。麦在杭州地区得到迅速推广，因为大批北人随宋室南迁，种麦技术与吃麦方法随之南移。南宋时，主要蔬菜品种有苔心野、矮黄、大白头、夏菘、黄芽、芥菜、生菜、菠菜、莴苣、蕨菜、萝卜、甘露子、水芹、芒笋、鸡头菜、藕条菜、姜、姜芽、菌等四十多种。至唐宋间，水果栽培品种已有橘、橙、梅、桃、李、杏、柿、梨、枣、莲、瓜、菱、木瓜、樱桃、石榴、杨梅、甘蔗、葡萄等二十多种。今杭州菜市桥外是南宋京都最大的蔬菜集市，居全国之首。南宋时，杭州及所属七县"大抵皆产茶"，以余杭径山、富阳西庵、分水天尊岩、新城仙坑山、於潜黄岭等地的茶叶最为有名。

南宋都城临安的医药机构相当完备，赓续北宋旧制，设置医学官职和惠民药局管理医药。药品制销制度较为健全，著名医药学家辈出，人数之多，居全国首位。医学教育颇为完善，城内药铺林立，药材丰富，医药用具烧制颇多，城市环境清洁美观，较为讲究食品卫生，市民个人卫生习惯较好，医药慈善事业具有相当规模，因此，南宋时期的杭州是全国医药卫生最发达的地区及全国的政治、经济、文化中心。

12世纪的世界各国当以南宋最为繁荣富盛，杭州当之无愧为世界第一大都市。马可·波罗在南宋灭亡后畅游杭州，仍称其为"天城"，赞其为"世界上最美丽华贵之城"。那时，世界第一大都会的荣华浩穰难以尽言。城区运河浚疏畅通，巨舰通行无阻，砖石铺成的道路雨时并不泥泞。浙右江淮河艘骈集城北，江船海舶蚁集江岸。街衢买卖昼夜不绝，夜交三四鼓，游人渐稀，五鼓钟鸣，商贩开张。当时杭州的繁华景色可与《清明上河图》中所绘相媲美。

元至元十六年（1279），元灭南宋，改临安为杭州路，作为江浙行省省会所在地。此后八十年，杭州政治上退为东南第一州，经济上仍雄踞全国乃至世界第一。杭州的丝织业、印刷业等在全国占有举足轻重的地位。杭州的书院数量位居全国第一，学术及文艺发展繁盛，医药界人才济济，成果颇丰。

为了加强对全国各地的控制，元朝统治者强令各州县拆毁城墙，杭州城墙亦在此时被毁。元末，张士诚领导农民起义军占领杭州后，又调集附近民夫在元至正十九年（1359）重建城墙，奠定了杭州明清时期的规模。

六、明清时期的杭州

元至正二十六年（1366），朱元璋派大将常遇春进攻杭州，激战三月才从东青门而入，因此后人把此门改称庆春门。明代改杭州路为杭州府，杭州仍为浙江省省会所在地，此后六百余年一直未变。元至正十六年（1356），明太祖在应天府置江南行中书省，浙江省会杭州的辖境大为减缩，杭州社会发展却迅猛异常，区域性的社会经济结构出现了显著变化。明清时，粮食作物品种继续增多，可粗分为稻、黍、稷、麦、豆五大类五十二种，其中水稻最多，约占五分之三。玉米、甘薯、马铃薯等是明朝从海外引进的新品种。明朝时期，茶树已成为杭州及其属县普遍栽培推广的作物，其中尤以杭州的龙井茶为最佳。宋元四大数学家之一的杭州人杨辉（生卒年不详）在《日用算法》（1262）中总结民间经验，编成《化零歌》。明朝杭州籍历算学家李之藻（1565—1630）在钦天监（主管天文历法的朝廷机构）任职时，学习了西方先进的天文算学，与利玛窦合作翻译了《同文算指》

等书，介绍西方算法的精华，晚年返归故乡，隐居于灵隐山麓，继续译编《新法算书》《天文初函》等著作。明朝另一位杭州籍算学家吴敬曾任浙江布政使，主管田赋财政工作，他花了十多年时间精心研究九章算法，于1450年撰成《九章算法比类大会》一书，共十卷，最早详细记载了珠算术，成为研究珠算的珍贵史料。

西学东渐之风吹遍全市，基督教堂在杭州城内耸立起来。这一时期的医药学家学问渊博，文化素养很高，名医荟萃，世医众多。药用植物栽培的面积、品种均有所增长，药材丰富，药行、药栈、药店林立。医药慈善事业发展迅猛，养济院、育婴堂、瘗葬业等建树非凡，与国外的医药学交流时有进行。

清沿明制，设浙江行省，钱塘为省会，又是杭嘉湖道治与杭州府治所在地。清代杭州市的面积基本与中华人民共和国建立初期相埒。江南的秀丽，杭州的繁华，使始皇帝之后千余年来的许多帝皇在钱塘这块胜地上留下了他们的足迹。康熙六下江南，五到杭州；乾隆六下江南，六到杭州。在他们逸闻趣事的光环下，古代钱塘今朝杭州更名闻遐迩。康熙、乾隆南巡杭州曾多次观采的龙井茶即为清宫贡茶。

清代初期，杭州传统的自然经济枯萎，商品经济却十分活跃。新型的绅士地主（即城市地主）把部分地租挪用于商业，促进了市镇经济的繁荣，"杭民半商贾"，资本主义萌芽的诸多因素深刻地影响到这一区域的意识形态和生活习俗。这一时期，杭州供职于朝廷和太医院的人士较多。1664年，杭州侣山堂的问世使民间创办的中医药学教育机构跻身于全国先进行列。这一时期，政府和民间人士从各自的角度出发，筹资创办养济院、育婴堂和漏泽园，收养医治贫病者。由于受到清朝闭关自守及海禁政策的影响，与国外的医药学交流也呈颓萎的趋势。

清朝后期，杭州的官吏和军队十分腐败。在思想上严密控制，继续推行高压统治和蒙昧迷信的政策，提倡维护封建正统的理学和脱离现实的考据学，并以八股取士的科举制度来麻痹和笼络知识分子。吏治窳败给杭州人民造成了深重灾难，激化了社会矛盾和阶级斗争。当清王朝日趋没落，欧美资本主义国家却正处在兴旺发达之际。英国资本主义侵略势力通过鸦片战争把魔爪伸向东南沿海各省，英、日等侵华势力通过《南京条约》《烟台条约》和《马关条约》，迫使浙江宁波在1844年1月1日、温州在1877年3月、杭州在1898年9月26日向列强开放。在这样的历史背景下，19世纪90年代初及甲午战争前后出现了一批新思想家，形成了一股维新思潮。

晚清时期，出现了一批杭州籍数学家，包括夏鸾翔、戴煦、项名达等。杭州人龚自珍的开拓思想直接启迪了近代杭州的革故鼎新思潮，许多西方的先进科技进入杭州，中西医学交相辉映，推动着当地医药事业艰难地向前迈进。这一时期，完整意义上的医疗卫生管理机构及中、西医医院开始建立。西医医院规模较大的有浙江广济医院、浙江医院和省立医药专科学校附属医院等。近代杭州真正名副其实的西医学校则是1881年创办的浙江私立广济医学各科专门学校和1912年建立的浙江省立医药专科学校,中、西药业也有较大的发展。中医药学术团体和刊物纷纷创办,但医药学发展的速度比较缓慢。

七、民国时期的杭州

民国时期,杭州风云变幻,政局动荡。1911年11月5日,资产阶级革命党人在杭州举义,成立了浙江军政府。一些新式学校也在全市创办起来,并对传统的封建教育模式进行了大胆的革新。浙江图书馆、西湖博览会等纷纷面世。蚕桑栽培技术的推广始于清光绪二十三年(1897)杭州太守林启在西湖金沙港创办蚕学馆。民国17年(1928),浙江大学农学院创设蚕业系,在笕桥建立浙江蚕业改良场,进行桑树栽培技术研究。这一时期,杭州及余杭、萧山、富阳被划为省级蚕业改良区,统一发放蚕种,推行新法育种;余杭三墩、严庄、塘河等乡有桑苗圃700多亩,培养新苗达3500万株;余杭蚕种为省内名品,远销日本。民国24年(1935),浙江省政府设余杭蚕种改进所,推广优良品种。

民国时期的杭州郊区农业主要分布在湖墅、皋塘、西湖、会堡、江干五区,有耕地面积188900多亩。粮食作物以水稻为主,占耕地面积的五分之一左右,麦及杂粮为副。城郊水稻品种以洋尖为主,占

95%左右,郊县富阳、余杭、临安、於潜、新登、昌化、萧山、建德、淳安、桐庐、遂安、寿昌、分水等的水稻品种分别以红谷、广仙、花秋、洋尖、乌眼睛、红脚稻、早广籼、毛草尖、黄谷稻、鸡脚细、湖州白、乌白、齐头黄等品种为主,包括城郊与属县,计有中籼品六十七种之多。经济作物以桑、茶、棉以及菜为主。栽培方法开始由传统的栽培技术向近代化科学栽培转变,防治农作物虫害也开始从传统方法转为采用化学试剂。民国时期,杭州稻虫害仍很严重,主要害虫有二化螟、三化螟、稻蚤、铁甲虫等十多种。民国20年(1931)后,杭州西湖青石桥一带划地五百亩,建立稻虫防治实施区,由浙江省昆虫局、浙江大学农学院组织农技人员指导农民做好防治工作。

民国时期,西方科技逐渐传入,促进杭州的传统手工业向近代化、机械化工业转变,机器生产日益推广。丝绸纺织业是当时杭州最大的行业。民国以前,丝绸纺织业以木机手工劳动为主。民国初年,杭州丝织业开始使用机器生产。1912年,杭州纬成丝呢公司开办,从日本引进仿法国式手拉织机10台,为我国丝织业改用铁木手拉机的第一家。此后,各厂纷纷仿效。1915年,杭州振新绸馆、天章绸厂采用电力机(通称"电机"或"力织机"),开创了杭州使用电力织绸的历史。当时,电力织机每分钟织105梭左右,工效相当于手拉机的2.5倍。1937年抗日战争前夕,杭州市丝织业有电力机8000多台,手拉铁木机6000多台,市郊还有少量木机。

光绪二十二年（1896），杭州世纪缫丝厂自购发电机发电，开浙江省工业用电先河。宣统二年（1910），开始集资筹办杭州大有利电灯股份有限公司，至宣统三年（1911）八月，在板儿巷建成供电，正式定名浙江省官商合股商办大有利电灯股份有限公司，计有蒸汽引擎发电机3套、锅炉2台，总装机容量为750千瓦，清河坊一带商店首先用电照明。民国7年（1918），湖墅米行利用电力碾米，为杭州动力用电之始。此后，杭州所属各县相继兴办小型火电厂。民国11年（1922），艮山门发电厂建成发电。民国18年（1929），大有利公司由浙江省建设厅接办，更名杭州电厂。嗣后，筹建闸口发电厂，装机1.5万千瓦，为当时浙江省内最大的火电厂。至1949年，全市发电装机容量恢复到1.81万千瓦，最高供电负荷为1130千瓦，年发电2425万千瓦。

民国以前，杭州的陆路交通以狭窄的石子路、泥石路和石板路、砖路为主。民国初年，从国外输入汽车和筑路技术，出现铁路、公路等近代化的设施。光绪三十一年（1905）三月，江浙两省决定联合自建沪杭甬铁路，于次年开工。光绪三十三年（1907）八月，沪杭铁路江墅段通车，在清泰门内建车站，时人称城站。宣统元年（1909）四月，沪杭铁路全线竣工通车，全长354千米，从上海北站经嘉兴至杭州闸口站，再分支干两线。浙赣铁路（初名杭江铁路）是浙江省独立经营的铁路，民国18年（1929）3月开始筹建，次年3月开工，至民国21年（1932）1月从杭州通车至金华兰溪，次年通车至江西玉山，全长360千米。民国23年（1934）又延伸至江西萍乡，改名浙赣铁路。从民国13年（1924）至1949年，杭州市共修筑公路766.04千米，能维持正常通车的计306.25千米。据民国20年（1931）统计，市内各路汽车总数114辆，有职工、路警543人。杭城马路修建始于宣统元年（1909）。因沪杭铁路通车，首先修筑城站一带马路，计有城站、清泰路、羊市路、许衙路等。民国16年（1927），杭州市工务局成立后对杭州的马路统一规划，分为40米、28米、20米、16米、10米宽等6个等级。同时，兴建江墅路、南山路、大学路、东街路、庆春路、葛岭山脚路等，长达17099米，其中柏油马路为5850米，约占总长四分之一强，使杭城有了四通八达的道路。由于马路的兴建，城内木桥开始改为水泥钢骨桥。光绪三十四年（1908），钱江商轮公司成立。民国17年（1928），杭州建成第一座正规内河港口——浙江第一码头。

杭城民信局成立于清同治年间（1862—1874），光绪二十三年（1897）改为杭州邮政局。杭城邮路分为火车部、邮差路、汽车路、轮船路和民航路五种。民国2年（1913），浙江邮政局设在杭州。民国5年（1916），杭州邮局设在官巷口，在清河坊、城站、拱宸桥三处设立分局。民国13年（1924），增笕桥、江干两个分局。民国35年（1946），又增艮山门、龙翔桥分局，统一改名为支局。浙江省有线电报以杭州为最早，开始于光绪九年（1883）。杭州市电信局为一等局, 在惠兴路、忠清大街、仁和路、龙游路设四个零售营业处。杭州市内电话发端于光绪三十二年 (1906) 由商人创办的杭州商办电话局。民国17年 (1928) 3月, 浙江省长途电话局成立, 以杭州为中心, 铺设全省长途电话网线。

人们的文化娱乐活动从大家庭院走向社会。在这灾难深重的三十七年中, 杭州的医药学发展艰难而缓慢。医政机构建设更趋完善, 中西医院数量有所增加, 西医人才不断涌现。尤其是药业发展势头强劲, 杭州民生药厂堪称国人自办的四大药厂之一。浙江中医专门学校等职业教育机构纷纷建立, 省立救济院等慈善医药机构有所发展。这一时期, 受历史条件的局限, 医药学发展比较缓慢, 步世界同行发展的后尘, 而且距离日远。

[贰] 方回春堂的创立与发展

清顺治六年 (1649), 方清怡 (生卒年不详) 创办了国药号 "方回春堂", 意为 "逢凶化吉, 妙手回春"。

方清怡出生于中医药世家, 精通药理, 悉心研究明万历年间 (1573—1619) 杭城名医吴元溟 (约1561—1642) 的《痘科切要》《儿科方要》等著作, 擅长儿科, 常以家传秘方研制丸药。创立方回春堂之初, 方清怡便立下祖训: "许可赚钱, 不许

清代回春堂药罐

卖假。"后人谨遵祖训，使方回春堂这块金字招牌流芳至今。

自立业之日起，方回春堂悉遵古例，精选各省道地药材，依规炮制中药饮片，虔修各类丸散膏丹，杜煎虎鹿龟驴诸胶，择料讲究，选工尽善。尤以秘制小儿回春丸闻名杭城，老幼皆知。

据传，方清怡尚在新宫桥河下住处行医时，某日，两乘小轿在他家门口停下，从轿中走出一老一少两个妇人，老妇人怀抱一双目紧闭的男孩，跟在少妇后面，由一老男仆和一个小女仆陪同走进门来，要方清怡给病孩诊视。通过切、望、问、闻及在小孩的腹部触摸后，方清怡对少妇讲："无妨，小孩生病是消食不良加上受寒所致，只要好好调治，病会消除的。"随即开了一张小儿驱寒方子，又给了七粒蜜蜡药丸，交代了服法。病孩服了七天的汤药和药丸，病消了，精神也好了，少妇一家甚是高兴。这一家的主人乃是钱塘县知县，病孩是他的孙子，今见孙子病消，也甚是高兴，差人去请方清怡来府面谢。方至府，主宾相见客套之后，知县差人去后院，请少夫人抱孩子来书房拜谢方清怡，然后取二十两银子做谢。方清怡早已听说知县为官廉正，婉言拒收。知县也就罢了，问此药丸何名，方清怡说尚未取名。知县随即在书房案桌上写了一张"妙手回春"横幅，并对方清怡说："药丸就取名小儿回春丸吧。"从此，方清怡家传的秘制药丸有了名称。

民国初年，方回春堂经营发展如日中天，自制丸散饮片，经营道地药材拆兑（批发）业务，所制丸散饮片形质精美，气味俱佳，与清

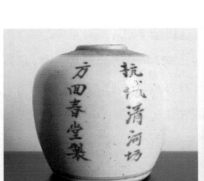

清末方回春堂药罐

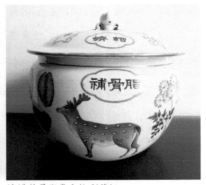

蛴螬补骨脂膏方粉彩药坛

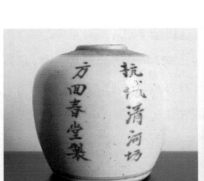

浙杭方回春堂

只此一家並無分設

本堂開設杭州市清河坊西河坊巷已有

三百餘年自延各省道地藥材內臒拆兌

外店門市法製飲片虔修丸散膏丹杜煎

虎鹿龜鱐諸膠精製各種花露藥酒採辦

遐邇馳名承蒙玉桂四川銀耳定價劃一

四遠馳名承蒙賜顧無任歡迎

方囘春堂主人謹白

電話八百四十六號

民国初年方回春堂介绍

末享誉杭城药材市场的胡庆余堂、万承志堂、叶种德堂、张同泰、泰山堂大药铺并称杭城药业"六大家"。方回春堂与大井巷的胡庆余堂、中山中路的叶种德堂形成"三足鼎立"之势，竞争十分激烈。那时，方回春堂诚聘卢裕国为经理，杨树棠为账房主事，调整经营策略，由发卖门市饮片、丸散为重点转为拆兑、零售并举，服务于本地及外埠顾客和中小药店，所趸饮片、丸散、药材深得客户信赖。

至民国20年（1931），销售额近十万银圆，居同业"六大家"前列。继而又以拆兑带动门市，延请本省名老中医坐堂诊脉。后因政局动荡，方回春堂不复往日辉煌。1931年，其资金仅为七千二百多元，为胡庆余堂的百分之七，万承志堂的三分之一。战乱使方回春堂拆兑业务暂停。至中华人民共和国成立前夕，方回春堂已濒

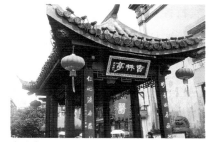

杏林亭

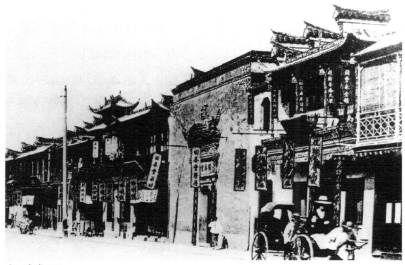

方回春堂旧址

临倒闭。1949年，中华人民共和国成立后，方回春堂重整店业。1953年，方回春堂以三万元的价格将清河坊的房子卖给杭州市上城区税务局，搬迁至望仙桥一带（今中山中路）。1956年，国家对私营企业实行社会主义改造后，作为批发商行一员的方回春堂被并入国营批发企业杭州医药站，方回春堂暂时退出了历史舞台。

2000年4月8日，清河坊历史街区改造与保护工程正式启动，杭州市人民政府第164号令《杭州市清河坊历史街区保护办法》颁布。为重振清河坊古韵，弘扬中医药文化精神，丁志强等三位股东出资近千万元整缮方回春堂旧址，并对大量古迹进行了复原和保护，秉承先辈仁德，重建杭州方回春堂，冀期存心利济，以为后世之德。

修葺一新的方回春堂，建筑面积达2500多平方米，共有三进，为典型明清时期江南传统建筑，整个墙门沿南北轴线展开，大门处是一堵高大宏伟的青砖石库门山墙。堂内宽敞高雅，楼阁高耸，雕饰精致。"壶丹济世"金字大匾和"启八千良方济世，聚四海妙手回春"直幅楹联，标示着方回春堂的济世宗旨和经营之道。馆内还摆放着各式明清

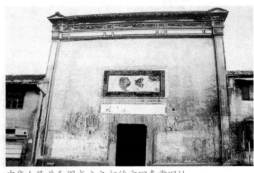
中华人民共和国成立之初的方回春堂旧址

古典家具、牌匾及各类传统制药工具，与古色古香的建筑相呼应，共同营造国医、国药文化氛围。

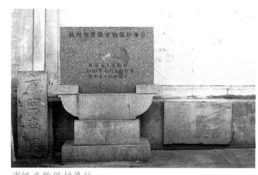

市级文物保护单位

2001年10月，方回春堂河坊街馆重新开馆。2004年10月，方回春堂参号正式开馆。2005年1月，由方回春堂河坊街馆出资兴办的方回春堂杏林会馆正式开馆，特聘中医界泰斗，国家级名中医，著名中医学家、教育家何任为方回春堂杏林会

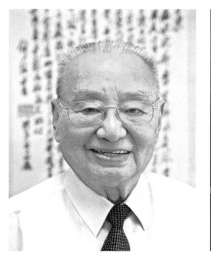

国医大师何任

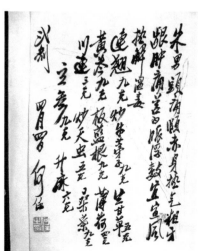

何任处方

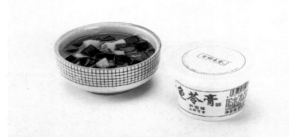

龟苓膏

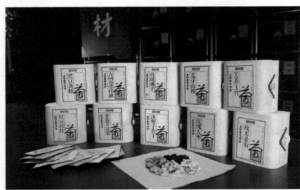

汉方茶包类产品

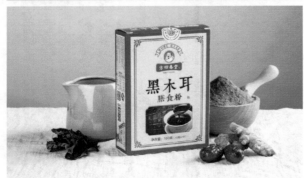

黑木耳膳食粉

馆名誉会长。会馆以传统江南建筑为模板，打造精致典雅的文化环境。会馆宗旨是，探究中国文化真谛，研讨中医之道精髓，聚贤集雅，为业内人士提供一个思想交流的理想场所。

方回春堂复馆以来，首要工作就是围绕如何传承与弘扬中医药文化这一命题开始新的伟大征程。十五年来，方回春堂从复馆伊始的单店经营，到如今以河坊街馆为中心，相继成立拱宸桥馆、下沙馆、萧山馆、城西馆、半山馆、富阳馆、兰园馆、桐庐馆、舟山馆、临平馆、滨江馆、塘栖馆、知和馆、同心馆、宁波馆，共十六家医药馆，分馆遍布杭城各地。2016年8月，方回春堂舟山馆正式成立，标志着方回春堂正式进军杭州以外的浙江市场，为中华老字号崛起和中医药文化发展做出新的贡献。

2013年，杭州方回春堂健康产业有限公司成立，坚持古法中药炮制工艺，专注于绿色健康产品研发，推出膏方类食品、茶方、黑木耳膳食粉、汉方精油和九白面膜等系列产品。2014年，杭州方回春堂投资集团有限公司正式成立，方回春堂也正式迈入了集团化管理阶段。发展至今，方回春堂已拥有近八百位员工，这支队伍见证了方回春堂的复兴和壮大。

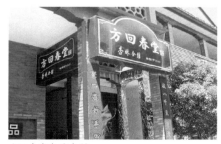

方回春堂杏林会馆

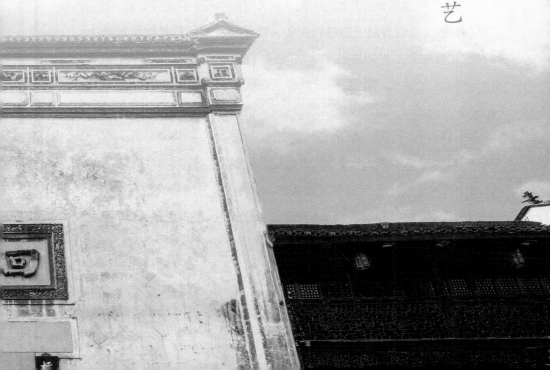

二、方回春堂膏方制作技艺

传统膏方制作技艺在方回春堂已有三百六十多年历史。民国初年，方回春堂便以十全大补膏、二仪膏、益母膏、阿胶膏、龟鹿二仙膏等众多膏方享誉江浙一带。如今，方回春堂传统膏方制作依然遵循古法，谨遵名医处方进行配伍，选材道地，工艺考究，并由国家级非物质文化遗产代表性传承人『阿牛师傅』俞柏堂领衔熬制。

二、方回春堂膏方制作技艺

　　膏方，是一种根据中国传统医学整体观念和辨证论治的思想，由经验丰富的名老中医根据人的不同体质、不同病症开具处方，将中药材煎煮取汁浓缩后，加入上品阿胶、糖类等辅料制成的一种黏稠状半流质或冻状剂型药品。

　　膏方历史悠久，在古老的中医典籍《黄帝内经》中就有记载，主要供外用，《金匮要略》记载的大乌头膏和猪膏发煎则是内服膏剂的最早记载。膏方进补盛行于江南民间，自古就有"三九补一冬，来年无病痛"的说法。从前，膏方只有达官贵人才能享用。如今，膏方也渐渐走进了寻常百姓人家。

　　一料膏方，用药少则十几味，多则数十味，吃一个冬季，补一年身体。膏方注重调节人体平衡，用缓补之法调理，适用人群广泛，如体质虚弱或免疫力低下的亚健康人群，术后或病后康复人群及体质羸弱的儿童、妇女和老人，具有营养滋补、预防治疗、增强体质、祛病延年、美容养颜等功效，尤其是对一些疑难病、慢病能起到很好的辅助治疗作用。

　　方回春堂膏方制作要求苛刻，工艺复杂、严谨。制膏传承人对药性的掌握、火候的拿捏都恰到好处，膏体成色、配糖比例、收膏"挂旗"等经验都依靠一代又一代制膏人口耳相传。

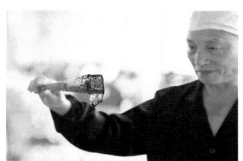

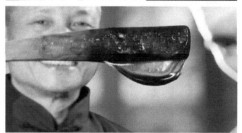

收膏"挂旗"

传统膏方制作技艺在方回春堂已有三百六十多年历史。民国初年，方回春堂便以十全大补膏、二仪膏、益母膏、阿胶膏、龟鹿二仙膏等众多膏方享誉江浙一带。如今，方回春堂传统膏方制作依然遵循古法，谨遵名医处方进行配伍，选材道地，工艺考究，并由国家级非物质文化遗产代表性传承人"阿牛师傅"俞柏堂领衔熬制。

[壹]精选道地药材

方回春堂所选药材道地纯正。药材讲究产地，"药出州土"即为药材精华所在，药性为最佳。关药、北药、秦药、淮药、浙药、云药、贵药、川药、南药、广药，这张药材地域分布图时刻铭记在方回春堂心中，该是关药，就不会到淮药中去采制。炮制考究，"凡药制造，

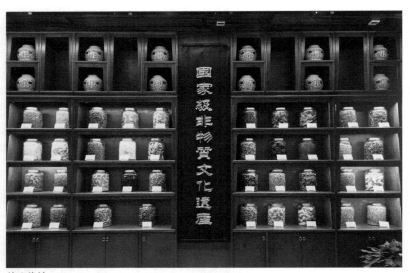

精品药材

贵在适中，不及功效难求，太过则气味反失"。层层监制，确保每味药效，配以百年秘制工艺，品质不凡。

如今，方回春堂膏方选用药材均来自原产地药材基地，精选野生无公害药材，全部采用手工精制而成。

采制务真，配制务精。方回春堂始终遵循"许可赚钱、不许卖假"之祖训，特聘请浙江省唯一国家级中药师徐锡山，严把药材质量关，保证药材最佳药性。以"配制务精、品种务全"为宗旨，除保证配方质量外，馆内还存有两百余种冷僻药材，有些药材一年或许只用一次，但即便这样，也要做到质好、药全。一旦药效过了就坚决处

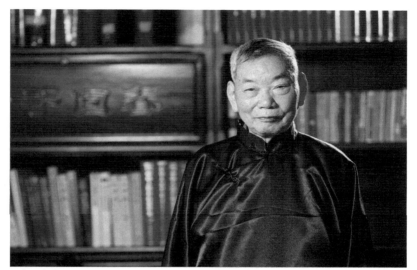

国家级中药师徐锡山

理，重新进货备存，决不以劣品牟利。

[贰]膏方制作技艺

方回春堂以"虔修各类丸散膏丹，杜煎虎鹿龟驴诸胶"为主营业务，膏方是其主营业务之一，产品深受顾客好评。上海名医陈存仁，杭城名医叶熙春、史沛棠、魏长春、骆也梅等指定将其所开膏方处方交由方回春堂进行熬制。

方回春堂膏方制作从准备工作开始，直至完成，需经历一个复杂的过程，耗时短则一天，长则数日。一则因为膏方制作技法承袭古方，步骤严谨、工具讲究、颇费人力；二则因为膏方炮制最见功力，

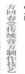

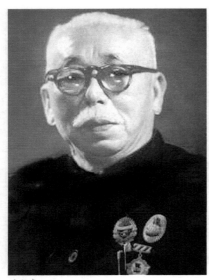

叶熙春

火候拿捏全凭经验，不同配方，不同药性，不同温度，炮制手法各有讲究，收膏时"滴水成珠"的本领更是冬练三九、夏练三伏的结晶。

膏方由中药饮片、细料药、胶类、糖类、辅料五部分组成。膏方制作工艺流程为开方→配料→请师傅→备工具→浸泡→煎煮→沉淀→榨汁→滤渣→浓缩→收膏→装罐。

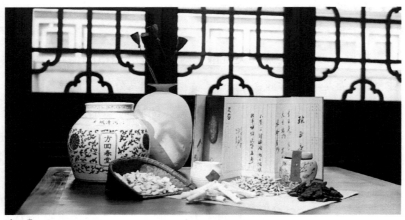

琼玉膏

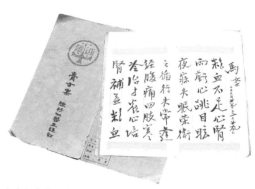

陈存仁膏方处方

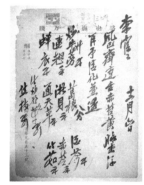

骆也梅处方

【开方】由名老中医辨证施治，开具膏滋处方。一人一方，量体裁衣。20世纪40年代，方回春堂制作膏方前，处方须经过当时在方回春堂坐诊的杭城四大名医之一的史沛棠审核，或由他直接开具。

【配料】药房审方配料校对，药工核对中药数量。

【请师傅】方回春堂制作膏方的师傅不称师傅，而称"先生"，顾客很尊敬他们。制作膏方前先请师傅，约好制膏时间。在制作期间，东家还须好酒好菜招待制膏先生。

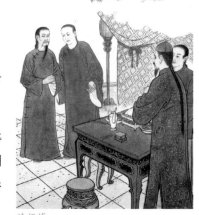

请师傅

【备工具】制作前，有专门的工人先将膏方制作工具挑至顾客家中，做膏方的先生则另行前去。

【浸泡】药物浸泡依据所制膏体荤素，采用酒浸、水浸等不同方法，药物浸泡时间也因药性不同而有所差别。熬制膏方所用药材均需要经过充分浸泡。将中药材倒入煎药专用纱袋后，清水必须从中间注入，水量应没过药材表面至少10厘米，浸泡时间保证在一个半小时以上，并每隔半个小时翻动一次纱袋，同时拍打几下，使水分能够充分渗入药材中。

【煎煮】方回春堂坚持煎煮三道。煎药要煎透，至少煎煮两次。药材加入水后

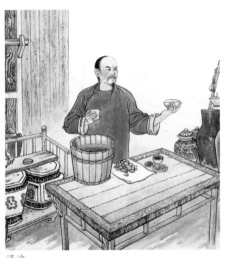

浸泡

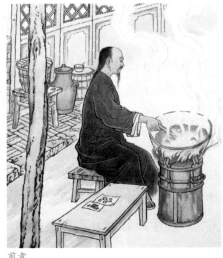

煎煮

开始煎煮，水量必须为药材量的十至十二倍，保证药材有效成分不断被煎出。用大火煮至药液微沸，再用文火煎煮，保持微沸状态。第一次所得药汁称为头汁，煎煮时间应在一个半小时以上，二汁煎煮时间应在一小时以上，三汁煎煮时间应在半小时以上（以上时间均指煎煮水沸腾后的时间）。

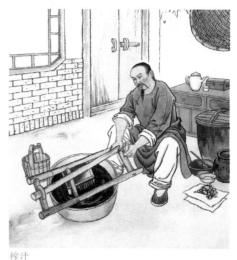

榨汁

【沉淀】头煎、二煎和三煎所得药汁按比例混合后，需沉淀六小时以上，然后去除沉淀物，取清液，并用八十至一百目筛网再次进行过滤。

【榨汁】为最大限度利用药材，最后要将煎煮过的药材再次榨汁，挤出所

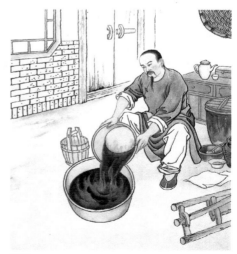

滤渣

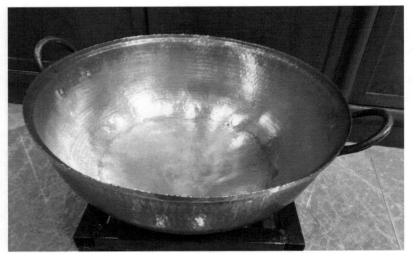

铜锅

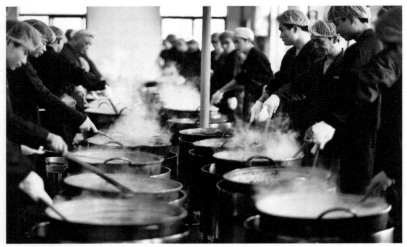

制膏现场

有汁水。

【滤渣】方回春堂每剂药液都须经过筛网过滤，取其清液。

【浓缩】过滤后的药液应放在洁净的铜锅内，用小火煎发浓缩，不断搅拌，竹搅棒需要深入锅底，防止焦化。加入的稀贵药材都须单独煎煮，确保药材中有效成分的煎出率。浓缩到一定程度后，泡沫会上溢，一开始气泡比较小，称为鱼眼泡，这个时候可以加入珍稀贵重药材的药汁，再经过一段时间浓缩后，泡沫会增大，称为牛眼泡。当药汁从泛鱼眼泡转成泛牛眼泡时，即可收膏。

【收膏】收膏时间越长，膏体越稠厚，因此要用竹搅棒不断搅拌，避免膏体结底、结焦；同时，要根据熬制中膏体的性状变化不时地调整火候，并分别加入各种辅料、胶料等，搅拌至充分烊化，再用八十至一百目筛网过滤后，拼入大料药液中浓缩收膏。当膏体稠厚、可以在竹搅棒上形成滴珠状或挂旗状时，说明膏的厚度已经达到要求，可以装罐。在最后成膏之前，会经历两种不同形态的膏体。一是植物浓缩后的产物，叫"素膏"，如枇杷膏、雪梨膏等；另外一种是"荤胶"，就是常见的驴皮胶、龟板胶、鹿角胶等。最后给顾客服用的就是在"素膏"之中加入各种"荤胶"、冰糖后的成品。一般女性顾客加驴皮胶，男性顾客加龟板胶、鹿角胶，老年人则加虎骨胶。

【装罐】膏方装罐所用器皿均是定制的陶瓷罐。使用前，须

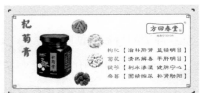

杞菊膏

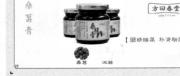

桑葚膏

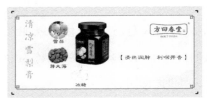

清凉雪梨膏

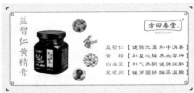

益智仁黄精膏

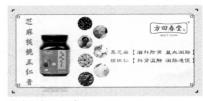

芝麻核桃五仁膏

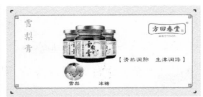

雪梨膏

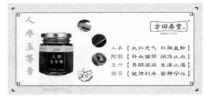

人参玉苓膏

分别进行清洗、消毒、干燥，方能使用。装入罐内的膏体不能马上进行封罐，须先放入20摄氏度恒温的凉膏间进行冷却。待彻底冷却后才能进行封罐，避免膏体的余热在封罐后产生水汽，形成冷凝水珠后滴落在膏体表面，产生霉点。

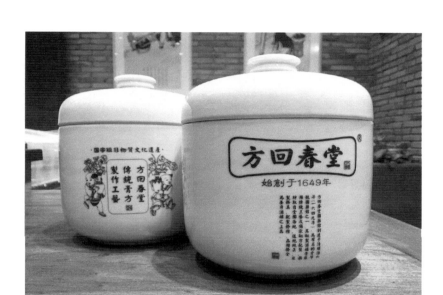

膏方罐

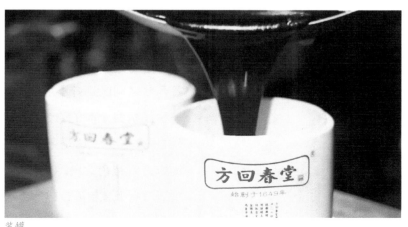

装罐

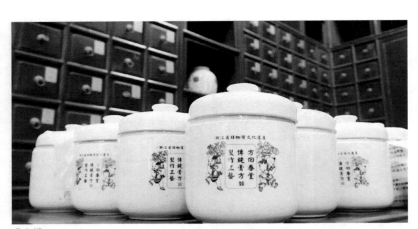

膏方罐

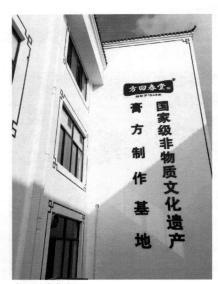

膏方制作基地

[叁]生产模式

方回春堂出售的膏方包括两类，一种是十全大补膏等协定膏方，类似于现在的中成药，这类膏方很多药号都能制作，各药号之间区别并不明显；另一种是量身定制的膏方，也就是"一人一方"，这是方回春堂传统膏方特色之一，在方回春堂三百六十多年的膏方制作历史中，一直以师徒言传身教的

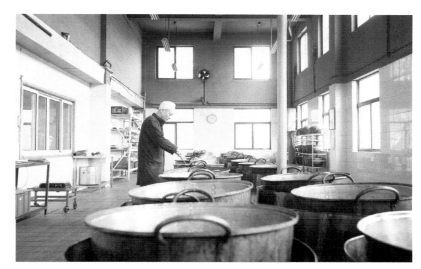

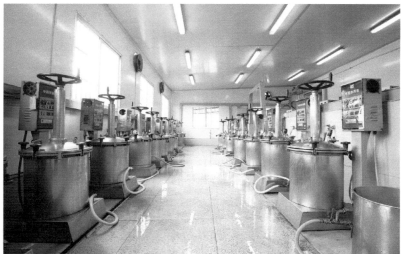

煎药基地

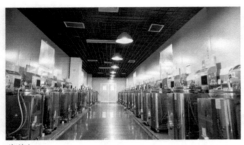

煎药机

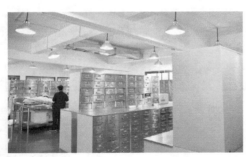

配方车间

方式流传。因为制作方法复杂、细致，选择传人严格，在任何一个年代，方回春堂内部掌握这门工艺的师傅都屈指可数。

方回春堂复馆以后，通过多种途径寻找方回春堂"堂簿"（膏方处方集），邀请技术熟练的老员工、老药工，同时聘请多位德高望重的中医药专家，共同延续方回春堂传统膏方制作技艺。此外，方回春堂选药道地，工艺精湛，许多病人在其他地方开的膏方，也会要求方回春堂进行制作。

如今，方回春堂生产工厂采用全程信息化智能化控制，膏方煎药洁净中心以药品生产质量管理规范（GMP）为基础，严格按《浙江省中药饮片代煎服务工作质量管理规范（试行）》要求进行设计、施工，建筑面积达6336平方米，分为独立的膏方车间、配方车间和煎药车间。目前，膏方车间拥有45台煎药机、28台浓缩机、8台膏方包装机，年生产各类膏方10000多方。煎药中心拥有190台煎药机、50台包装机，每一台均设计有独立无线模块，生产的每一过程实时上传网络，日生产能力达3000方以上。

[肆]主要特点

第一，所制膏方适应患者需求。膏方制作技艺严谨，对药性了解全面，火候拿捏得当，手法技巧娴熟，流程领悟透彻。膏方制作传承有序，祖辈相传或师徒相传，其工艺难以从其他渠道获得。方回春堂膏方因成方的个性化，一人一方，因此每料膏方迥异。

方回春堂膏方制作首先要看药材，滋补性类的要多煎，芳香性类的要后下。每料膏方，医生的处方上都有特殊要求，如细货类和贵稀类药材要单独煎煮，在收膏时一同溶入。否则混合一锅煎，效果必打折扣。像阿胶需要加黄酒，一般每料阿胶至少使用半斤黄酒，但小儿膏方就不能加酒或少加酒。

第二，所制膏方临床疗效显著。其一，补虚扶弱，凡是气血不足、五脏亏损、身体虚弱者或外科手术、妇女产后以及大病、重病、慢性消耗性疾病等恢复期出现的各种虚弱症状，都可以用方回春堂膏方进行调理。其二，防病治病，方回春堂川贝枇杷膏治疗痰多咳嗽，益母草膏治疗女性月经不调，夏枯草膏治疗甲状腺肿均有一定效果。其三，抗衰延年，长服方回春堂膏方可以益气养血，防病治病，延缓衰老，延年益寿。其四，适用人群广泛，针对慢性病人，结合病症，调治结合，对疾病治疗和患者康复有一定效果；针对亚健康者，补西医不足，有效提高机体免疫力；针对老年人群，增强体质，延缓衰老；针对少儿群体，小儿根据生长需要可以适当进补，尤其是久咳不愈、厌食、贫血等体虚患儿。

2014年10月，方回春堂传统膏方制作技艺国家级代表性传承人俞柏堂在第六届文博会上展示膏方制作技艺，赢得参观者的一致好评。

随着当下社会趋向质朴、自然养生的消费需求，越来越多的人将目光投注到传统膏方滋补调理上。每年秋冬季节，方回春堂都会举办膏方节，为杭城人民提供便捷的膏方门诊和熬膏服务。同时，

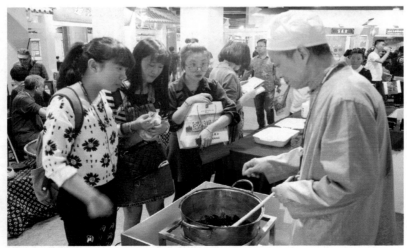

俞柏堂展示膏方制作技艺

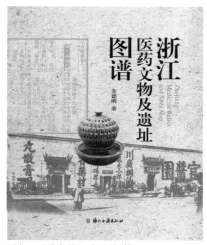

《浙江医药文物及遗址图谱》

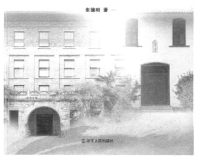

《浙江医药通史(近现代卷)》

为使杭州周边地区消费者也能领略到膏方滋补功效之妙,方回春堂研发了膏方系列食用产品,将这一传世技艺广泛传播,使之服务于世人。朱德明在所著《浙江医药通史》(古代卷、近现代卷)和《浙江医药文物及遗址图谱》中均对方回春堂传统膏方制作技艺作了评述。

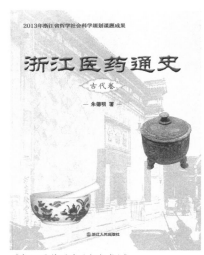

《浙江医药通史(古代卷)》

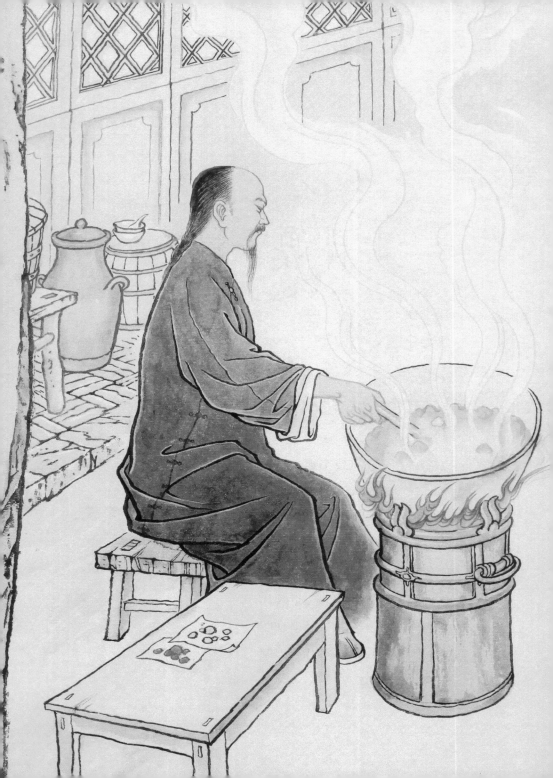

三、方回春堂药业特色和文化精髓

方回春堂国医馆的医生均为国家级、省级名老中医或特色专科名医，德高望重，口碑极佳。方回春堂聚点滴小公益成大公益，始终坚持为老百姓祛病强身，并一直致力于公益事业，经常免费为老百姓诊治，普及各种中医养生知识，提供免费茶水，施粥送药等。

三、方回春堂药业特色和文化精髓

[壹]方回春堂药业特色

方回春堂开馆时，国医馆对医生的选择就立下了高门槛，宁缺毋滥是当时延请医生的原则。所请必须是国家级、省级名老中医或特色专科名医，在中医业界德高望重、口碑极佳者。

特聘中医界泰斗，国家级名中医，著名临床家、教育家何任为方回春堂杏林会馆名誉会长，诚邀近代杭城四大名医叶熙春、史沛棠、魏长春、潘澄濂的嫡传后人李学铭、史奎钧、魏睦森、潘毓仁齐聚方回春堂，施展回春妙手，名医阵容堪称强大，还有国家级、省级名中医阮少南、鲁贤昌、汤金土、魏康伯、吕凤祥、郑源庞、俞景茂、姚真敏等十多位特色专科名医以及浙江省卫生厅原厅长张承烈、浙江省卫生厅原副厅长王绪鳌等七十多位专家教授常年坐诊，国家级名中医詹起荪、俞尚德、葛琳仪、陈意、宣桂琪等来馆义诊。方回春堂以精湛的医术、高尚的医德服务广大市民，赢得了社会的肯定和赞扬！

一、方回春堂河坊街馆

方回春堂河坊街分馆国医馆有诊室五十余间，格局古朴，环境

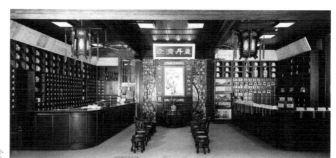

河坊街馆大堂

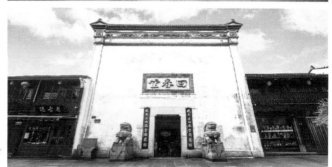

方回春堂河坊街
馆门头

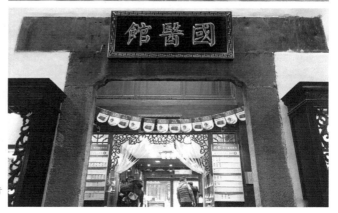

方回春堂河坊街
馆国医馆

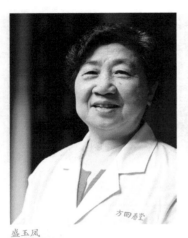

盛玉凤

典雅，杭城众多特色专科专病的知名专家、教授坐诊于此。

盛玉凤

盛玉凤，国家级名中医、主任中医师、教授。1965年，于浙江中医学院（2006年更名为浙江中医药大学）本科毕业。1976年至1981年，师从我国著名中医妇科专家裘笑梅主任医师，深得其传。原任浙江中医

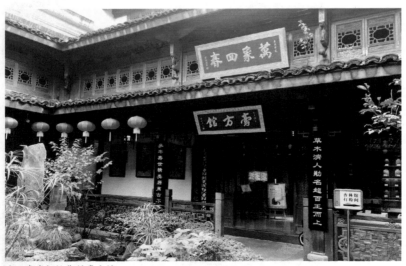

方回春堂河坊街馆膏方馆

学院妇科教研室及附属医院妇科室主任，现任浙江中医学院附属医院、浙江省中医院主任医师，兼职教授、研究生导师，国家级及省级名中医师，院学术委员会委员，中华中医药学会妇科专业委员会委员，浙江省中医药学会妇科专业委员会主任委员，浙江省医学会计划生育分会委员。从事中医临床、教学和科研工作四十余年，临证治病主张中医辨证与西医辨病相结合，善治各种妇科病症，尤擅长治疗妇科疑难杂症，特别是高催乳激素血症、多囊卵巢综合征、子宫内膜异位症、功能失调性子宫出血、闭经、子宫肌瘤、习惯性流产、不孕症和围绝经期综合征等。

王坤根

王坤根，国家级名中医、主任中医师、硕士生导师，曾任浙江省中医院院长，系第四批全国名老中医药学术经验继承工作指导老师，浙江省中医药学会副会长，浙江省中西医结合学会常务理事，浙江省医学会常务理事、内科专业委员会副主任委员，浙江省医师学会常务理事。从事中医工作四十余年，对内科常见病、多发病、疑难杂症都有相当的临床实践经验，尤以诊治消化系统、心血管系统疾病以及肿瘤见长。

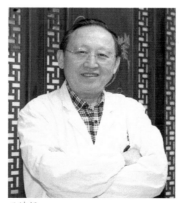

王坤根

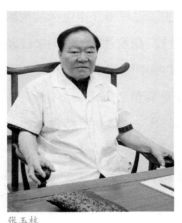

张玉柱

张玉柱

张玉柱,国家级名中医、主任中医师、浙江中医药大学兼职教授、硕士生导师,富阳东梓关张氏骨伤第五代代表性传承人,为第四批、第五批全国名老中医药学术经验继承工作指导老师,浙江省名中医。为国家临床重点专科(中医骨伤)、国家中医重点专科(骨伤)建设项目及浙江省中医正骨医疗中心学术带头人,任中华中医药学会骨伤科分会副主任委员,浙江省中医药学会骨伤分会副主任委员,杭州市中医药协会骨伤科专业委员会主任委员。

擅长四肢骨折的手法整复,对颈椎病、腰腿疼、股骨头坏死、外伤性截瘫、骨关节炎、骨不愈等疑难杂症的诊治有很深的造诣,对腰椎间盘突出、痛风、骨质增生、退行性关节炎(如膝关节积液)、各种关节病变等常见病的治疗及卒中后遗症偏瘫的康复等有丰富经验。

鲁贤昌

鲁贤昌,国家级名中医、主任中医师、教授,从事中医临床近四十年,曾跟随著名中医余步卿多年,深得余老真传,临床上对治疗各种疑难杂病颇有研究。擅长治疗类风湿关节炎、强直性脊柱炎、退行性关节炎、痛风、风湿性关节炎、干燥综合征、皮肌炎等风湿免疫病，皮肤病（皮炎、慢性风湿疹、荨麻疹、银屑病、神经性皮炎），疮疡（各种感染、下肢溃疡、褥疮），男性疾病（前列腺炎、男性不育、性功能障碍），血管病（淋巴管炎、静脉栓塞）等。对乳腺疾病、肛肠疾病、肿瘤肝胆疾病、椎间盘病变、颈椎病、肩周炎、网球肘、腰肌劳损、陈伤痛等的治疗也有丰富的临床经验。

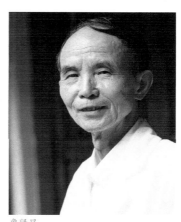

鲁贤昌

鲍严钟

鲍严钟，国家级名中医、主任中医师，浙江中医学院首届毕业生，享受国务院特殊津贴。师从余步卿、余步濂、裘笑梅等名老中医，积四十年丰富临床经验，是全国最早开展男科疾病研究者之一。1987年，创立浙江省首家不孕不育专科医院并担任院长，先后被评为杭州市级、浙江省级及国家级名中医，浙江省中医男性专

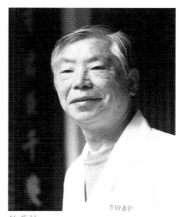

鲍严钟

业委员会主委、中华中医药学会理事、中国性学会理事、中国性学会中医专业委员会副理事长。擅长治疗男性病（男性不育、少精症、弱精症、不液化、无精症、前列腺炎、前列腺增生、性功能障碍）、女性病（月经不调、女性不孕、痛经、内膜异位症、子宫肌瘤、多囊卵巢综合征、更年期保健等）、乳房疾病（乳房小叶增生、乳腺炎、乳纤维瘤、乳房漏管）、肝胆疾病（肝硬化、胆囊炎、胆石症），擅长以中医外科手段治疗疔疮、痈疽、带状疱疹、痤疮、皮炎、湿疹、荨麻疹、风疹、过敏性紫癜、划痕症、淋巴结核、下肢溃疡、静脉炎等及以中医手段治疗肿瘤（肺癌、胃肠癌、食道癌、鼻咽癌、淋巴肉瘤）。

王会仍

王会仍，国家级名中医、主任中医师，毕业于浙江中医学院，从医四十年，现为肺功能研究室主任。1996年，被评为浙江省名中医，同年，被指定为第二批全国名老中医药学术经验继承工作指导老师。历任浙江省中医学会理事，浙江省中西医结合学会理事，浙江省第六、七届政协委员。曾被聘为《中医临床与保健》和《现代应用药学》等杂志的特邀编委。尤为擅长中西医结合防治慢性支气管炎、肺气肿、支气管哮喘、支气管扩张等呼吸系统疾病，对治疗肺系疑难病、少见病如肺结节病、肺淀粉样变性病、弥漫性泛细支气管炎等有独到的经验。对失眠、鼻炎、胆病和胃肠道疾病等也积有较为丰富的临床经验。

俞景茂

俞景茂，浙江省中医院主任中医师、国家级名中医。中国中医药学会儿科分会副会长，浙江省中医药学会常务理事，硕士研究生导师。从事临床教学科研工作四十年，对小儿反复呼吸道感染、哮喘、遗尿症、多动症等病症有较深入的研究。

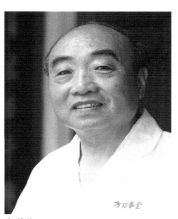

俞景茂

徐再春

徐再春，国家级名中医、主任医师、博士生导师，原任浙江省立同德医院业务院长，长期从事中医内科临床工作，擅长诊治各种疑难、复杂病症，如难治性肾病、肾功能减退，致残性红斑狼疮，类风湿关节炎等风湿病，顽固性咳嗽、气管炎，活动性肝炎、肝硬化，致死性糖尿病、冠心病，中晚期恶性肿瘤培本清源、减毒增效、带瘤生存，甲状腺、肺结节等多种结节病，复发性胃炎、胃溃疡等。为第四、五届中华中医药学会理

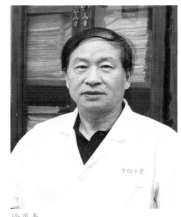

徐再春

事，中华中医内科学会理事，中国中西医结合急救学会常委，浙江省肾脏病学会副主任委员、风湿病分会常委，国家重点专科技术带头人，省级重点学科学术带头人，《浙江中医杂志》《浙江中西医结合杂志》编委等。

郁加凡

郁加凡，国家级名中医、主任中医师、教授、硕士生导师。善于倾听病人的心声，帮助分析、疏解病人的心结，控制就诊人数，认真仔细看好每一个病人。运用中医天人合一思想与现代科学相结合的方式诊治疾病。同时，鼓励并指导患者自觉进行体育锻炼和膳食管理，提高生活质量，加快疾病康复。

善治中医疑难杂症，尤其是内分泌代谢系统的糖尿病诊治及并发症的防治，甲状腺疾病、冠心病、脂肪肝、痛风、中风的防治，妇女内分泌失调所引起的肥胖、月经病、多囊卵巢综合征、更年期综合征、孕前及产后的调理，消化系统的急慢性胃肠疾病、肝病、胃食道反流症、胆囊炎、胆结石、急慢性胃肠疾患，心理疾病中的抑郁症、焦虑症、睡眠障碍，肿瘤病人的术后中西医结合治疗

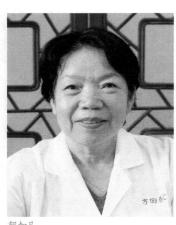

郁加凡

及生活饮食指导。

其配制的"辨证施补"的冬令滋补膏也深受欢迎。曾主持研发治疗糖尿病的纯中药益糖宁颗粒剂及抗乙肝的珍珠草制剂的科研项目，获省级创新三等奖两项及市科技进步奖等多项奖项。

健康理念：淡泊宁静、乐于助人、均衡膳食、劳逸有度。

宣桂琪

宣桂琪，国家级名中医、主任中医师、教授，杭州宣氏儿科第三代传人。擅长治疗小儿高热及呼吸消化系统常见病。尤其擅长治疗顽固性咳嗽、癫痫、抽动症、多动症及小儿高热惊厥。

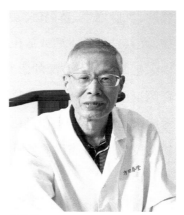

宣桂琪

何若苹

何若苹，出生于中医世家，为国医大师何任的学术经验继承人、第五批全国老中医药学术经验继承工作指导老师、国家级名中医、博士生导师、浙江中医药大学附属第三医

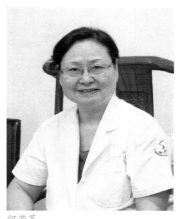

何若苹

院主任中医师。师从其父何任，深得其传，从医三十余年。临床擅长治疗胃病、急慢性肝胆疾病、肠炎、咳喘、冠心病、高脂血症等内科常见病和疑难病以及妇女月经不调、盆腔炎、不孕、子宫肌瘤、卵巢囊肿、乳腺增生、黄褐斑、更年期综合征等。对用扶正祛邪法治疗肿瘤，尤其是肿瘤术后或放化疗后的中医治疗积累了丰富的经验。对中医冬令进补有较深的研究。已发表论文四十余篇，整理出版《何任医论选》《何任医学经验集》等著作六部，获浙江省科技进步奖等成果多项，承担科研项目和获得科研成果奖多项，被浙江省医师协会授予"浙江省优秀医师"荣誉称号。

王樟连

王樟连，国家级名中医、主任中医师、教授，行医已有四十余年，浙江中医学院第一批研究生。毕业以来，一直从事教学、临床及科研工作。1986年及1992年，受卫生部及浙江省卫生厅派遣，先后前往德国慕尼黑医科大学及巴西库里蒂巴医学院讲学和从事医疗工作，深受国外病人的好评。在临床上运用中医中药，针灸治疗高血压、心脏病、卒中后遗症、偏头

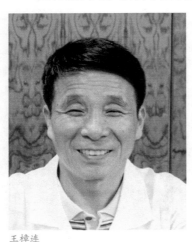

王樟连

痛、失眠、妇科病、腰椎间盘突出症、颈椎间盘突出症、关节炎等，均有特别疗效，尤其善用针灸与穴位注射结合治疗慢性支气管炎、支气管哮喘、支气管扩张、咯血、慢性肾炎、慢性前列腺炎及神经性耳聋。

余国友

余国友，国家级名中医、主任医师、硕士研究生导师，为浙江省中医药学会常务理事，内科专业委员会常务委员，中医、中西医结合肝病专业委员会委员以及浙江省抗癌协会传统医学副主委。毕业于上海中医学院（1993年更名为上海中医药大学）中医专业，从事中医临床、教学、科研工作三十余年。

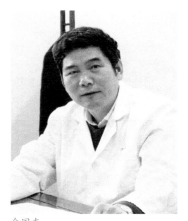

余国友

尤其擅长运用中医、中西医结合治疗肝胆、胃肠、肺系疾病及肿瘤、虚损症候的调理。临床经验丰富，在肿瘤治疗中倡导"生活质量，带瘤生存"的中晚期治则，提出了"中西互用，协同互参，扬长避短"的学术思想，善于辨证识病，病证结合，综合治疗，提出"以人为本、以病为标"的理念。主持并参与省部级科研课题十余项，发表学术论文二十余篇。

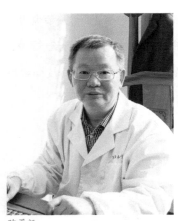

陈勇毅

陈勇毅

陈勇毅，国家级名中医、主任中医师，传承型博士生导师，浙江省中医药学会养生康复分会主任委员。从事中医临床近四十年。擅长中医诊治脾胃病、脑病、老年性疾病及内科杂症，对中医养生保健、调治亚健康颇有研究。

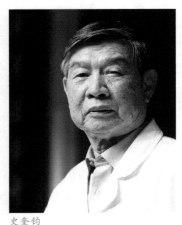

史奎钧

史奎钧

史奎钧，浙江省级名中医、主任中医师，出生于中医世家，20世纪50年代受业于江南名医史沛棠、叶熙春，1957年参加工作。长期以来，从事中医临床、科研和教学工作，擅治各种中医内科疑难杂病，尤对肿瘤康复、糖尿病、甲亢、甲状腺瘤以及肝胆胃肠等疾病的防治积有丰富经验。

陈学奇

陈学奇，国家级名中医、教授、主任中医师、硕士生导师，为浙江陈木扇女科第二十五代嫡传，全国第一批中医学术流派浙江陈木扇女科传承工作室负责人，第六批全国老中医药专家学术经验继承工作指导老师，浙江省名老中医传承工作室指导老师，中华中医药学会妇科专业委员会常务委员，浙江省中医药学会妇科专业委员会副主任委员，世界中医药学会联合会生殖医学专业委员会常务委员。

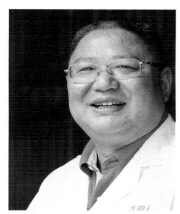

陈学奇

从事中医临床工作四十余年，对月经病（痛经、闭经、月经过多、月经过少、崩漏）、多囊卵巢综合征、早发性卵巢功能不全、先兆流产、复发性流产、慢性盆腔炎、卵巢囊肿、子宫腺肌症、桥本氏甲状腺炎不孕、产后病、绝经期综合征等疾病的中医药诊治有丰富独到的临床经验；对不孕不育倡导男女同治，对男性的少精弱精、前列腺疾病的治疗有显著的中医特色和专长。

庞德湘

庞德湘，浙江省级名中医、主任中医师、医学博士、教授、祖传中医。1972年参加工作，曾师从吴良村、连建伟等多位国家级名老中医。现任浙江中医药大学附属第二医院肿瘤科主任、浙江省中医肿

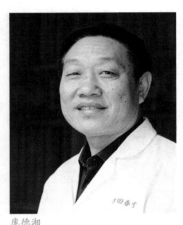

庞德湘

瘤康复重点专科学科带头人、中国中医药研究促进会肿瘤专业常务委员、中国医师学会中西医结合分会肿瘤专家委员会专家委员、浙江省抗癌协会传统医学委员会常委、浙江省中医药学会肿瘤专业委员会常委等。获得省市科技进步奖十余项，发表论文五十余篇，主编和参编著作多部。擅长以祖传中医治疗胃肠、呼吸等内科杂症和妇科常见病。近三十年，主要从事中医治疗癌症的研究，擅长肺癌、乳腺癌、胃癌、肠癌、肝癌、胆囊癌、胰腺癌、食管癌、子宫癌、卵巢癌、前列腺癌、甲状腺癌等恶性肿瘤的中医治疗与调理，放疗、化疗的减毒增效，预防复发转移。

二、方回春堂城西馆

2014年8月24日，方回春堂城西馆于杭州市西湖区古墩路69号开业，毗邻浙商财富中心和西城广场，交通便利，位于西湖区政府着力打造的第二个黄金商圈的核心位置。作为西湖区城西板块的一个重要发展场馆，方回春堂城西馆营业面积5600平方米，上下共三层，地下一层针推馆，地面一层国药馆，地面二层国医馆。馆内宽敞明亮，装修兼具传统与现代风格，设有近四十间诊室，引进现代化医疗系统与传统中医相结合，力求为每一位来馆顾客提供全面、周到、独特的服务体验。

方回春堂城西馆国医馆以全省名老中医资源为核心竞争力，力争在杭州城西打造一流的名中医馆。目前，国医馆邀请到以陈意、何嘉琳、盛丽先、周郁鸿、陈颖异、祝光礼等领衔的百余位名老中医坐堂问诊，为杭城市民提供以内科、妇科、儿科、皮肤科、心血管科、血液科、肿瘤科、老年病治疗为主的一站式优质中医中药服务。针推馆聘请国家级名中医阮少南的传人阮步青、市级名中医李灼华等多位杭城针推、骨伤专家来馆坐堂，集针灸、推拿、正骨、刮痧拔罐、小针刀等传统中医特色手法，有效解决神经性、关节性、骨病等痛症，运动损伤，颈肩腰腿等多发病，进一步传播和弘扬传统中医文化。

方回春堂城西馆国药馆以"做药就是做良心"为宗旨，经营各种道

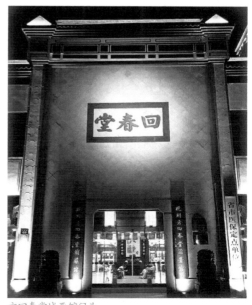

方回春堂城西馆门头

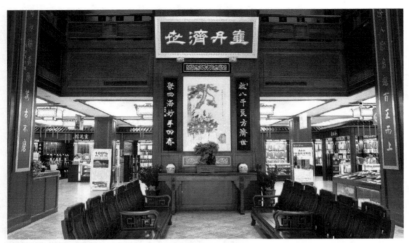

方回春堂城西馆大厅

地药材，择料考究，除不间断供应近千味优质中药饮片保证中药配方质量外，在馆内一楼设立多个专营区域，精选纯正参茸、燕窝、冬虫夏草、铁皮石斛、野生灵芝和首乌等高档滋补品。

方回春堂城西馆恪守"名医好药"经营理念，本着"客户至上"的服务精神，微笑服务来馆顾客，并定期开展健康讲座和社区义诊活动，着力打造集中医治疗、中医保健、滋补养生、中医文化宣传为一体的综合平台，以一流的设施、一流的环境、一流的资源、一流的服务，为中医文化的发展和建设再添光彩，为杭州市民做好中医健康服务，为城西百姓寻医问药带去切实便利。

方回春堂城西馆拥有国家级、省级名中医如下。

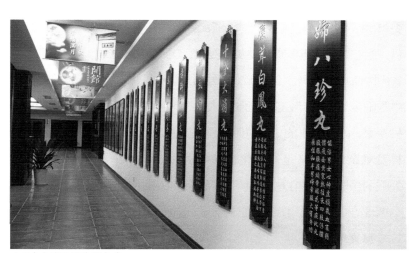

方回春堂城西馆诊室走廊

陈意

陈意,国家级名中医、主任中医师、教授、博士生导师。全国名老中医药学术经验继承工作指导老师,全国名老中医药专家陈意传承工作室导师,浙江省名中医研究院副院长、研究员、学术委员会委员,浙江省中医院学术委员会委员,浙江省第十届人大常委,浙江省人民政府咨询委员会研究员,全国中医热病专业委员会

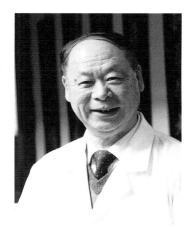

陈意

委员，浙江省中医药学会理事，浙江省中医药学会老年病分会主任委员，浙江省临床药学专业委员会委员，《浙江中医杂志》编委，原浙江省中医院中医内科主任，浙江中医药大学中医内科教研室主任。从事中医临床五十余年，诊逾七十万人次，是闻名省内乃至全国的中医内科专家，有着深厚的中医功底和丰富的临床经验。擅长治疗中医内科疑难杂病，尤其是对消化道疾病、呼吸道疾病、心脏病和顽固性失眠的中医治疗。在中医中药的保健养生和肿瘤、放疗、化疗及手术后调理方面积累了丰富的临床经验，造诣颇深。

何嘉琳

何嘉琳，国家级名中医、主任中医师、教授、博士生导师，全国名老中医药学术经验继承工作指导老师，何氏妇科第四代传人。现

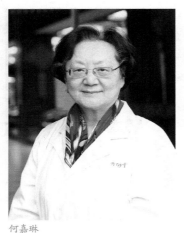

何嘉琳

兼任世界中医药学会联合会妇科专业委员会常委、中华中医药学会妇科专业委员会顾问、浙江中医药学会妇科专业委员会主任委员等。总结、探析、运用何氏女科学术流派经验，将"治病求本"作为准则贯穿在临床治疗中，强调妇女以血为本，以肾、肝为先天的诊疗方法。在国内外医学期刊发表论文三十余篇，有多本著

作，主持完成多项课题，并荣获省、市中医药科技创新奖，省高校科研成果奖等多个奖项。在中医药诊治子宫内膜异位症、不孕症、复发性流产、功能性子宫出血等妇科疑难病上都取得了较好的成效。

盛丽先

盛丽先，国家级名中医、主任中医师、教授、硕士研究生导师。对儿科常见呼吸系统疾病、消化系统疾病、泌尿系统疾病等的中医治疗具有丰富临床经验，尤其对顽固性咳嗽和哮喘、迁延性血尿、难治性肾病、儿童睡眠障碍及少女月经不调等疑难复杂性病症，能从小儿生理特点、体质因素等方面进行综合考虑，因人而异，辨症与辨证相结合，获得良好疗效。

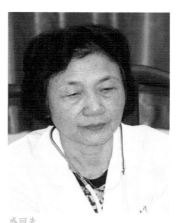

盛丽先

周郁鸿

周郁鸿，国家级名中医、教授、主任医师、博士生导师。任海峡两岸医药卫生交流协会血液病学专家委

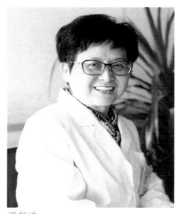

周郁鸿

员会委员、中国中西医结合学会血液病分会常委、中华医学会血液病分会委员、浙江省中医药学会血液病分会主任委员、浙江省医学会血液病分会副主任委员等。兼任《临床血液学杂志》《浙江医学》《浙江临床医学》等杂志编委。在近四十年的临床工作中积累了丰富的经验，开创了独特的中西医结合诊疗体系。主要研究方向为各类贫血、血液肿瘤性疾病、出血性疾病及造血干细胞移植等。对再生障碍性贫血、缺铁性贫血、溶血性贫血、白血病、淋巴瘤、多发性骨髓瘤、骨髓增生异常综合征、白细胞减少症、原发性血小板增多症、特发性血小板减少症、血友病、过敏性紫癜等疾病研究成绩尤其显著。

陈颖异

陈颖异，国家级名中医、主任中医师、教授、硕士生导师。曾师从已故国家级名中医何少山，从事中医内、妇科工作三十多年，擅长消化内科和妇科常见病、疑难病的中西医诊治，包括消化道溃疡、慢性萎缩性胃炎、慢性肠炎及妇科的月经病、痛经、不孕、子宫内膜异位症、盆腔炎、多囊卵巢综合征、HPV阳性、母儿ABO血型不合、更年期综合征、面部

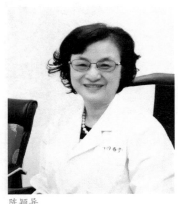

陈颖异

黄褐斑等。对亚健康的调治和冬令进补有独到经验。

祝光礼

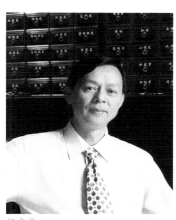

祝光礼，国家级名中医、主任医师。全国名老中医药学术经验继承工作指导老师，省级名中医，博士生导师，曾在美国罗马琳达大学进修，中华中医药学会内科分会心脏病专业委员会委员，中华中医药学会急诊分会胸痹专业委员会常委，浙江省中西医结合学会心血管专业委员会主委，杭州市医学会心血管分会副主委。擅长冠心病、高血压病、高脂血症、心律失常及心血管疑难病的中西医诊治。

祝光礼

三、方回春堂拱宸桥馆

方回春堂拱宸桥馆位于杭州市拱墅区桥弄街1号，于2010年9月24日开业。

方回春堂拱宸桥馆所处的京杭大运河杭州段拱宸桥桥西历史街区，是集中体现清末至中华人民共和国成立初期杭州依托运河而形成的近代工业文化、平民居住文化和仓储运输文化的复合型街区。

方回春堂拱宸桥馆牢记"许可赚钱，不许卖假"之祖训，把方回春堂三百六十多年深厚的中医药历史文化与运河历史文化、桥西历史街区的近代文化有机结合起来，互相补充，相得益彰。

方回春堂拱宸桥馆国医馆营业面积近2200平方米，配备三十多间设施齐全、干净宽敞的医疗诊室，开设中医内科、外科、妇科、儿科、皮肤科、眼科、针灸推拿科、中西医结合科，科目齐全。方回春堂拱宸桥馆国医馆是浙江省、杭州市医疗保险定点医疗机构，现有一百余位中医名医名家坐诊，推行"未病先防，既病早治，已病防变，瘥后防疫"的治"未病"理念。服务对象上，由疾病人群扩大到"未病"人群，为城北运河沿线的广大市民提供优良的中医养生医疗保健服务。

方回春堂拱宸桥馆国药馆发扬方回春堂"好药""地道"的传

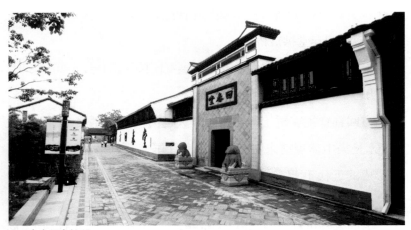

方回春堂拱宸桥馆

统，遵循古方，选材优良，依法炮制，虔修膏散，杜煎诸胶，择料讲究，选工完善，守法经营，讲究质量。精选野山参、冬虫夏草、燕窝等各类参茸产品，为注重养身进补的人群提供优良的中医药养生保健服务。

方回春堂拱宸桥馆国医馆拥有名中医如下。

毛小华

毛小华，主任医师、杭州市级名中医。1955年出生，自幼受家庭中医氛围的熏陶，1973年高中毕业后随父从医，积累了丰富的临床经验。参加为期三年的浙江省基层名中医学习和杭州市名中医学术继承培训班，师从省市名中医，不断进取。一直潜心钻研内科疾病中西医治疗，尤其擅长运用温阳法治疗呼

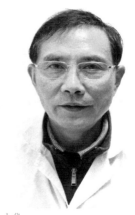

毛小华

吸系统和消化系统疾病及各类疑难杂症，在治疗各种原因引起的咳嗽、哮喘、过敏性鼻炎、胃痛、腹痛、腹泻、消化性溃疡等疾病方面有较深的造诣，被誉为"咳嗽王"。以精湛的医术和良好的医德医风先后被评为西湖区和杭州市名中医，并获得杭州市劳动模范等荣誉。

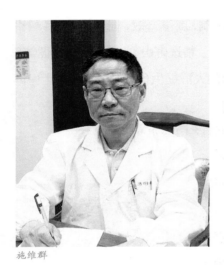

施维群

施维群

施维群,国家级名中医,浙江中医药大学教授,主任中医师,硕士生导师,国家中医重点专科学术带头人。任中国医师协会中西医结合肝病专家委员会常委,浙江省中医药学会理事兼名老经验传承和学术流派研究分会(筹)负责人,浙江省中医药学会肝病分会、感染病分会副主任委员,浙江省中西医结合学会肝病专委会副主任委员,浙江省医学会、浙江省医师协会感染病分会常委,《中西医结合肝病杂志》《海南医学》编委,《临床肝胆病杂志》《中华临床感染病杂志》《中国肝脏病杂志》编审。近几年,负责或承担包括国家重大专项在内的各类课题10余项,在多家核心期刊发表论文40余篇,主编和参编4部专著,获各级科技创新奖项8项次,获国家发明专利2项。建有施维群名中医工作室,擅长中医治疗消化系统疾病,如胃肠、胆囊疾病、脂肪肝、慢性肝病、肝肿瘤。对脾胃、肝胆系统疑难杂症的中西医结合诊治,失眠、亚健康干预及中医体质状态的调理有特殊造诣。

四、方回春堂下沙馆

方回春堂下沙馆于2013年8月在下沙金沙湖畔成立，西临金沙湖，总面积约3000平方米，设有国医馆、国药馆及参号，候诊大厅宽敞明亮，医生诊室设施齐全，干净宽大，格局古朴，环境典雅，精美的木刻、原汁原味的就诊室，处处可见老底子中医药的文化魅力。

方回春堂下沙馆秉承总馆服务大众、服务全民的理念，根据区域内居民需求，开设中医内科、中医外科、中医妇科、中医儿科、中医肿瘤科、中医针灸科、中医推拿科等多个特色专科。

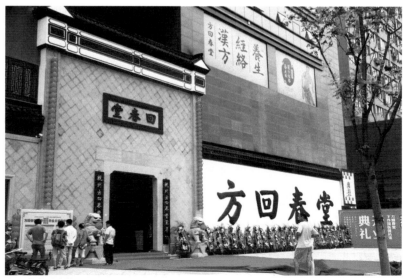

方回春堂下沙馆

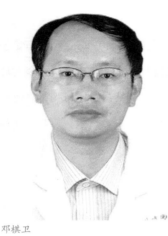

方回春堂下沙馆拥有名中医如下。

邓棋卫

邓棋卫，省级名医、教授、主任中医师。国家级优秀中医临床人才，为盱江流派中医黄植基外孙、黄晓梅之子，深得家传。浙江中医学院本科毕业后，师从国家级名中医何晓辉，学习脾胃病治疗，中医诊疗水平

邓棋卫

更加精进，历任中国中医药学会脾胃分会青年委员、中国中西医结合学会消化系统疾病专业委员会青年委员、江西省老年病专业学术带头人、江西中医药专科高等学校中医系主任等。参与国家"973计划"中医体质研究项目及省级科研项目五项，在国家级或核心期刊发表专业论文三十余篇，副主编中医学专著五部。临床擅长治疗男女不孕不育症，小儿咳喘、小儿泄水、（萎缩性）胃炎，肠炎（肠功能紊乱）和糖尿病、肿瘤、心脑血管疾病等老年病，擅长亚健康诊疗及中医体质评判及调理。

五、方回春堂萧山馆

方回春堂萧山馆位于杭州市萧山区主城区江寺路70-98号，建筑面积1000多平方米，涵盖国医和国药两项中医国粹。

　　各类国家级、省级专家名医常年定期来馆内坐诊，以精湛的技术、高尚的医德服务于周边市民。多年来，凭借高超的医术、过硬的质量、合理的价格、周到的服务，方回春堂萧山馆赢得了广大患者的信任和肯定，成为百姓眼中值得信赖的"名医馆"。馆内经营的各类道地药材均由方回春堂总部统一调配、管理。

　　方回春堂萧山馆不辱祖训，坚持传统，并扎根于百姓，切切实实地为市民祛除病痛，使其享受健康人生。

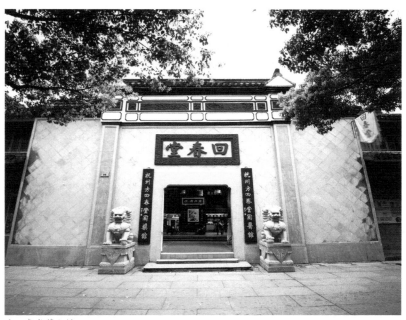

方回春堂萧山馆

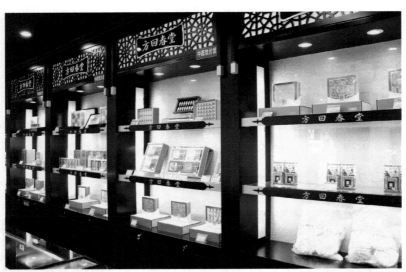

方回春堂萧山馆参茸柜台

六、方回春堂兰园馆

2016年1月16日，方回春堂兰园馆国药馆成立。2016年3月10日，方回春堂兰园馆国医馆成立。方回春堂兰园馆坐落于杭州市环城东路338号绿城兰园，占地面积约1500平方米。方回春堂兰园馆始终遵循"许可赚钱，不许卖假"的祖训，一楼国药馆常年经营道地药材、参茸燕草、中西成药，二楼国医馆开设中医内科、中医妇科、中医儿科、中西医结合科、中医针灸推拿骨伤科等科室，有十余间诊室和舒适的候诊大厅，并邀请到五十余位专家随堂坐诊。

方回春堂兰园馆拥有名中医如下。

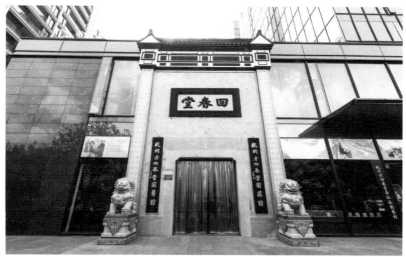

方回春堂兰园馆门头

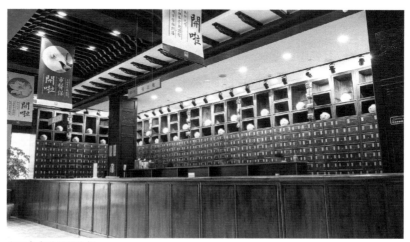

方回春堂兰园馆头柜

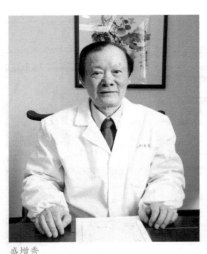

盛增秀

盛增秀，全国名老中医专家传承工作室指导老师、主任中医师，享受国务院政府特殊津贴专家，国内知名中医体质专家，现任中华中医药学会体质分会顾问。主攻中医内科，擅治慢性气管炎、慢性胃炎、溃疡病等呼吸系统和消化系统疾病以及内科疑难杂病，善于调治虚弱异常体质和亚健康，对妇科月经不调等病症亦有治疗经验。出身于四代中医世家，师承原浙江省中医研究所名中医蒋宗瀚和原浙江中医学院副院长、著名中医学家潘澄濂，六年毕业，深得其传。后又毕业于北京中国中医研究院全国中医研究班，是集祖传、师承和科班于一身的名老中医。从事中医临床和科研五十余年，积有丰富的临床经验。因其业绩显著、贡献突出，国家中医药管理局已批准设立盛增秀全国名老中医药专家传承工作室。

盛增秀

汤金土

汤金土，国家级名中医、主任中医师、教授。1965年毕业于浙江中医学院，为该院首届毕业生。从事中医教学及临床工作五十余年，对中医内科常见病及疑难病症的辨证治疗有丰富的临床经验，如急慢性支气管炎、支气管扩张伴咯血、哮喘、急慢性胃炎、消化性溃疡、胆囊炎、胆结石、肾结石、急慢性肠炎、结肠炎、风湿性心脏病、冠心病、失眠、慢性荨麻疹及各种癌症的术后、放化疗的中医治疗。尤其擅长血液病的中医治疗，如慢性再生性障碍性贫血，急性髓细胞性白血病、急性淋巴性白血病、慢性粒细胞性白血病、慢性淋巴性白血病，过敏性紫癜、血小板减少性紫癜，非霍奇金淋巴瘤、多发性骨髓瘤、骨髓增生异常综合征，血友病。积累了丰富的亚健康膏方调理临床经验。

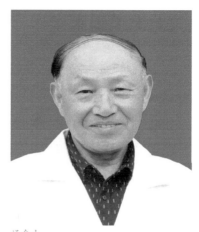

汤金土

刘昌富

刘昌富，省级名中医、主任中医师。中国管理科学院学术委员会研究员，《中国临床医学》理事，《中国当代医学》编委，《中外健

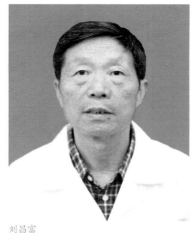

刘昌富

康文摘》编委，全国名医学术委员会委员，浙江中医药学会会员。毕业于浙江中医学院，从事中医肿瘤、内科临床四十年。先后随师浙江省名中医、浙江中医学院教授蒋文照，中医肿瘤专家、教授、主任中医师、浙江省卫生厅原副厅长王绪鳌临诊，灵活运用中医的"不断扶正，适时祛邪，随证治之"原则，进行恶性肿瘤广泛转移和复发治疗以及晚期癌症病人生存期延长、生活质量改善与提高的研究，其对胃癌、肠癌、肝癌等晚期癌症的治疗充分发挥中医的扶正抗癌治疗特色。在省级以上医学杂志发表论文16篇。

七、方回春堂桐庐馆

方回春堂桐庐馆位于富春江边桐庐县城，滨江路777号，于

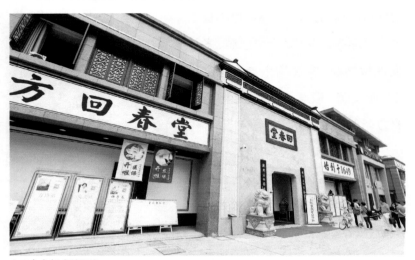

方回春堂桐庐馆门头

2016年3月18日正式营业。桐庐馆由两家公司组成，分别为杭州方回春堂桐庐中医门诊部有限公司及杭州方回春堂桐庐国药馆有限公司。

桐庐地处浙江省西北部，是钱塘江中游的经济、政治、文化中心，方回春堂桐庐馆的设立为当地居民就医带来了便利。国医馆现有医生35名，包括副高以上专家14名，中医专家21名，门诊部开设有中医内科、中医妇科、中医儿科、中医妇产科、中医针灸科、中医推拿科等多个专科。国药馆主要经营各地道地药材，零售预包装食品，真正让市民买到正宗药、放心药。

方回春堂桐庐馆拥有名中医如下。

杨西华

杨西华，主任中医师。擅长治疗久咳哮喘、慢性支气管炎、肺气肿、肺炎、胃炎、胃溃疡、胃肠炎、便秘、失眠、肾虚早衰、贫血、中耳炎、扁桃体炎、风湿性关节炎、皮炎、牛皮癣、乳腺增生、乳腺炎等，对小儿常见病的辨证论治亦有研究。

孙江

孙江，主任中医师。善于治疗心

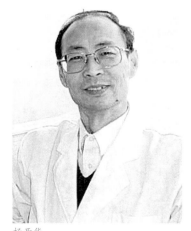
杨西华

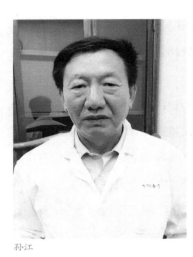

孙江

脑血管疾病、脾胃病、肺病及肝肾疾病，对治疗高血压、冠心病、糖尿病、不孕症有独到见解，能较好地运用中医中药治疗常见妇科疾病和男科病。

八、方回春堂半山馆

方回春堂半山馆位于杭州市拱墅区半山街道广济路189号，背靠半山国家森林公园，距离浙江省肿瘤

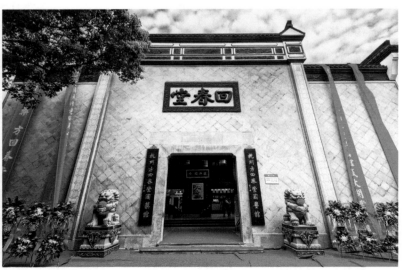

方回春堂半山馆

医院50米。总营业面积3000平方米，整体建筑为明清风格，内部亦为精美中式装修，处处彰显浓厚的中医文化氛围。整幢建筑分上下两层：一层为国药馆，有虫草、人参、燕窝、铁皮石斛等各类名贵药材，五百多味优质饮片，近百种药茶及各类中成药；二层为国医馆，共设有二十六间宽敞明亮的中医专家诊室。拥有一支在国家级名中医带领下的职称高、水平高、技术好、医德优的名医专家团队。目前开设了中医肿瘤特色专科、中医内科、中医儿科、中医骨伤科、中医针灸科、中医推拿科、中西医结合科七个科室，为肿瘤病人提供中医治疗及术后（放、化疗后）康复调理，为当地居民提供日常中医咨

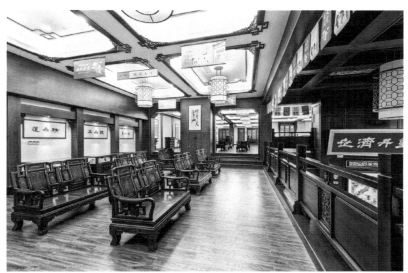

方回春堂半山馆候诊区

询、中医调理、中医治疗服务。

　　方回春堂半山馆秉承"传承国医、壶丹济世"之使命，发扬"名医好药，方回春堂"之美誉，致力于打造"以营造中医文化为核心，以中医肿瘤专科为特色，以温馨优质服务为优势，以精致科学管理为基础，以顾客价值最大化为依归"的国医国药馆。

九、方回春堂富阳馆

　　方回春堂富阳馆位于杭州市富阳区富春街144号，占地约1000平方米，秉承总馆服务大众、服务全民的理念，根据区域内居民需求，提供特色中医诊疗、养生保健等服务。

　　国医馆开设中医内科、中医针灸推拿科等多个特色专科，每周都有小儿、肿瘤、皮肤等方面的专家坐诊，同时，配有化验室、超声室等相关检验科室。医馆内有诊室十余间，格局古朴，环境幽雅，汇聚杭城国家级、

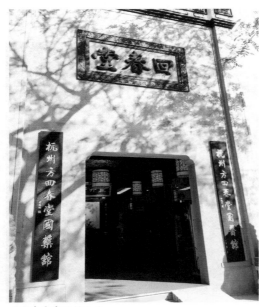

方回春堂富阳馆门头

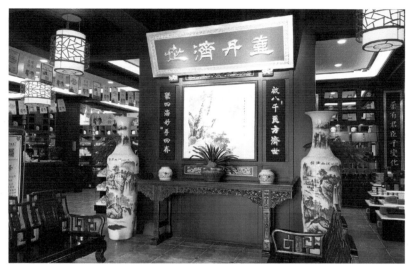

方回春堂富阳馆大厅

省级特色专科的知名专家、教授、名医嫡传弟子等近百位，且不定期邀请国家级名中医来馆义诊，以精湛的医术、高尚的医德竭诚为百姓服务。

国药馆经营燕窝、虫草、长白山参、铁皮枫斗等各类滋补保健品。

十、方回春堂舟山馆

方回春堂舟山馆位于舟山市定海区临城街道体育路167号2层北侧，营业面积1700多平方米，交通便利，就医环境舒适，于2016年8月26日盛大开馆。

　　方回春堂舟山馆分为国医馆、国药馆。国药馆陈列着道地中药材以及参茸、各类茶包、药包等，所配药材全部由杭州总馆直供，深受顾客和旅游者的喜爱和认可。国医馆规矩行医，合理治疗、用药，规范收费，设有中医内、外、骨伤、妇、儿、肿瘤、皮肤和针灸推拿（含小儿推拿）等科，共有十二个诊室，有来自全国的国家、省、市级名中医和专家随堂坐诊。

　　方回春堂舟山馆秉承了方回春堂的建筑特色，外墙白底黑字，大门古朴厚重，无不展示出传统中医药文化的历史积淀。舟山馆坚持以病人为中心，医术上追求精益求精，服务上追求至善至美，以

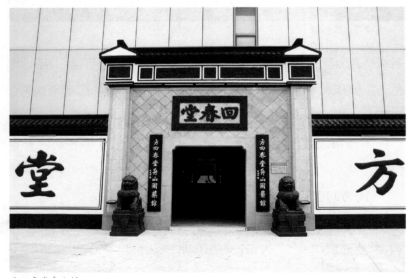

方回春堂舟山馆

"看中医就到方回春堂"为发展目标，竭诚为广大群众提供更优质、高效、便捷的医疗服务。

十一、方回春堂滨江馆

方回春堂滨江馆位于杭州市滨江区长河街道春晓路61号康康谷高进中心1幢，于2017年3月13日正式开业，是方回春堂开设的第十一家分号。

方回春堂滨江馆拥有1500平方米的建筑面积，馆内建筑古朴典雅，环境舒适优雅，具江南传统特色，下设国药馆和国医馆。国医馆为浙江省、杭州市医保定点医疗机构，共设各类诊室二十余间。为了

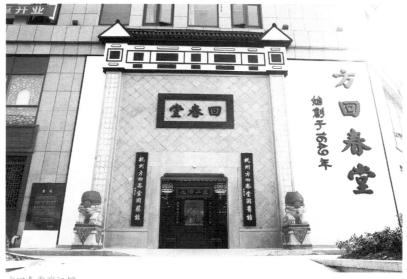

方回春堂滨江馆

满足滨江区居民的健康需求，设立有中医内科、中医妇科诊疗中心、针灸推拿诊疗中心、小儿推拿诊疗中心、中医骨伤科等特色专科，聘请国家级、省级名中医等回春妙手坐诊于此，竭诚为大众服务。国药馆精选道地药材，择料讲究，确保每一味药材的道地纯正，参茸、燕窝、石斛等贵稀珍品一应俱全。

方回春堂滨江馆遵循"名医好药"之宗旨，始终秉承"许可赚钱，不许卖假"之祖训，致力于为滨江居民打造"家门口的名医馆"。

十二、方回春堂塘栖馆

方回春堂塘栖馆坐落于杭州余杭著名历史街区塘栖古镇，建筑

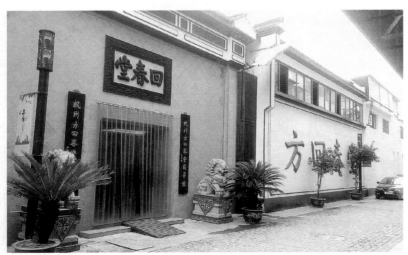

方回春堂塘栖馆

面积730余平方米，整体建筑风格具明清江南韵味，主要由国药馆、国医馆、参号构成。有诊室十余间，古老的诊室透出中医的神秘气息，隐隐显示国医的博大精深。众多名老中医坐诊于此，竭诚为大众服务。

方回春堂城北三馆，始于拱宸桥馆，途经半山馆，延伸至塘栖馆，随着运河的流向逐渐开业，形成三馆鼎立，造福城北的百姓。

十三、方回春堂临平馆

方回春堂临平馆坐落于杭州市临平新城核心区块，面积约1500平方米，整体建筑风格呈现出舒展大度的气魄，和充满了历史文化遗韵的临平镇相得益彰。

方回春堂临平馆遵循"许可赚钱，不许卖假"的祖训，将"名医好药"作为立馆之本，以善待顾客、善待客商、善待员工为理念，加强企业自身的

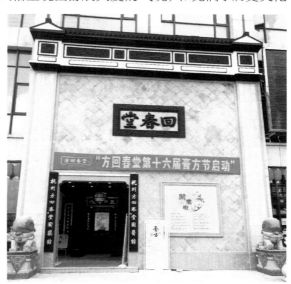

方回春堂临平馆

建设和发展，创造出具有方回春堂特色的中药文化。店堂的每一处装饰、每一处摆设，无不显示出方回春堂的古老和其特有的魅力。方回春堂临平馆由国医馆、国药馆和参号三大部分构成。国医馆配备宽敞舒适的诊室数间，各科名老中医、教授、主任医师等常年在馆内坐诊，竭诚为百姓服务。国药馆、参号秉承"好药"宗旨，从源头开始进行把控，择料讲究，精选各省药材，选工尽善尽美。

十四、方回春堂知和馆

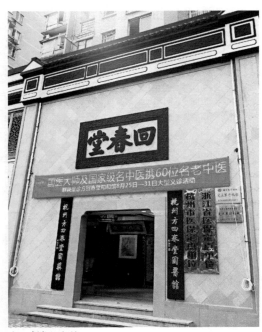

方回春堂知和馆

方回春堂知和馆位于杭州市西湖区萍水西街13-15号，地处城西银泰商圈中心，背靠政苑，辐射和苑、芳满庭、橡树园、文鼎苑、万家花城等住宅区。馆内有九间诊室，设有中医内科、中医妇科、针灸推拿科、小儿推拿科等，聘请多位名中医坐诊于此，着力为周边市民做好中医健康服务，为周边百姓寻医问药带去切实便利。馆内设参茸柜台，经营道地药材和参茸滋补品，择料考究。

十五、方回春堂同心馆

方回春堂同心馆坐落于杭州市江干区核心地块杭州大厦501城市广场，全国首家Medical Mall全程国际健康医疗管理中心10楼，毗邻江干区政治、商业中心。馆内环境清幽，彰显中国传统中医文化韵味，设置4间VIP诊室，为前来就诊的客户提供轻松、舒适的就诊环境。

方回春堂同心馆遵循"许可赚钱，不许卖假"的祖训，依托方回

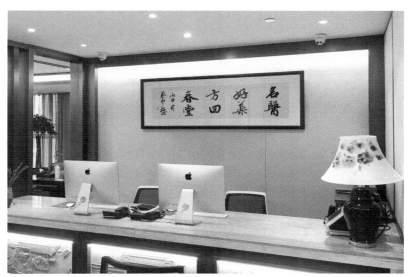

方回春堂同心馆

春堂各馆中医资源，致力于打造方回春堂高端中医服务品牌，针对高端客户个性化需求提供私人定制服务，实行会员管理体系，建立严格保密的健康档案，专业客服人员一对一跟进式服务。同时，着力推广"名医好药"品牌文化名片，所配制中药饮片全部采用更道地、更有效、更安全、更稳定的精制药材。

方回春堂同心馆拥有名医如下。

连建伟

连建伟，国家级名中医、主任医师、教授、博士生导师。中华中医药学会方剂学分会名誉主任委员，长期坚持临床，医术精湛，第三、四、五、六批全国名老中医药专家学术经验继承工作

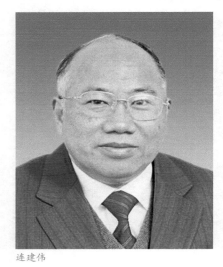

连建伟

指导老师，编著出版了《历代名方精编》《金匮方百家医案评议》《古今奇效单方评议》《中医必读》《连建伟中医传薪录》等，并先后担任国家规划教材《方剂学》副主编、主编，共发表专业论文百余篇。精于脉理，平脉辨证，擅长运用经方及后世各家医方，数方相合，化裁得宜，尤对内科疑

难疾病有丰富的治疗经验。

裘昌林

裘昌林,国家级名中医、主任医师、教授、博士生导师,第四、五批全国名老中医药专家学术经验继承工作指导老师。曾任浙江省中医院常务副院长,中国中西医结合学会神经科专业委员会常委,浙江省中西医结合学会常务理事、副秘书长,浙江省中医药学会常务理事,浙江省中西医结合学会神经内科专业委员会主任委员。

从事医学教学和临床工作五十余年,一贯倡导西医辨病与中医辨证相结合、躯体疾病治疗与心理疾病治疗相结合的学术理念,对重症肌无力、帕金森病、癫痫、中风、头痛、肌萎缩侧索硬化等神经系统疑难疾病积累了丰富的临床经验,在国内外享有较高知名度。2016年,在中国中西医结合学会神经科专业委员会成立20周年学术战略大会上被授予"中国中西医结合神经科专业突出贡献奖"。

十六、方回春堂宁波馆

方回春堂宁波馆落址于宁波市海曙区柳汀街298号,地理位置优越,人流量密集,交通极为便利。

宁波馆营业面积约为1000平方米,馆内建筑古朴大气,环境舒适优雅,共设有二十余间诊室,诊室内干净整洁、宽敞明亮、设

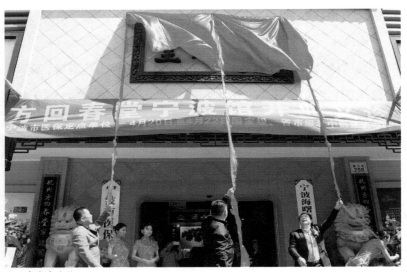

方回春堂宁波馆

备齐全。根据宁波居民的不同健康需求，宁波馆设立了中医内科、中医妇科、中医儿科、针灸、推拿、骨伤科、小儿推拿等特色专科，提供全面的中医药医疗服务，并且有药品丸剂加工服务，以丰富的医疗资源配置更全面地服务市民。此外，宁波馆还专门开设中医药特色对外门诊，让外籍人士也能享受和体验到中医药特色诊疗服务。

[贰]方回春堂文化精髓

一、公益事业

方回春堂聚点滴小公益成大公益，始终坚持为老百姓祛病强身,并一直致力于公益事业,经常免费为老百姓诊治,普及各种中医养生知识,提供免费茶水,施粥送药等。

（一）大型义诊

自2014年起,方回春堂每年举办两次大型义诊活动,每次为期三至七天,名老中医悉数出场,名医义诊场次达三千多人次。2017年,方回春堂更是将义诊时间延长至三个月,义诊规模涵盖集团旗下十六家医馆,名医规模空前盛大,受到杭城市民一致好评。

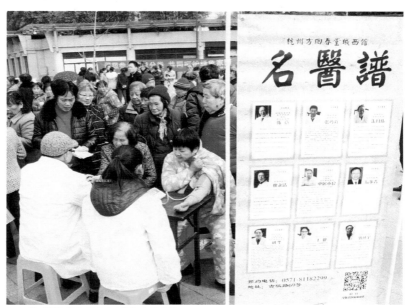

2015年,城西馆举行"三八"妇女节义诊

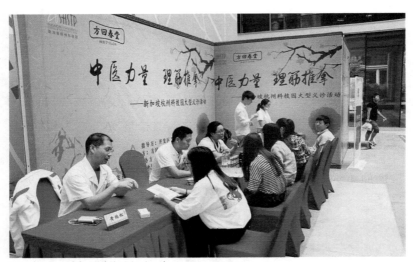

2015年，新加坡杭州科技园大型义诊

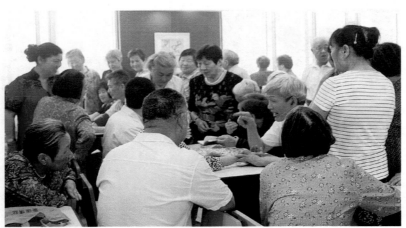

2015年，下沙馆赴杭州盈康养老服务中心义诊

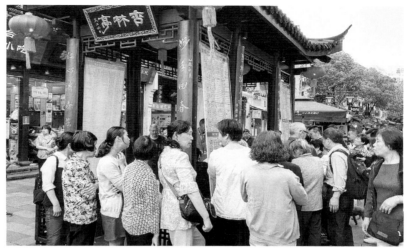

2017年，河坊街馆义诊

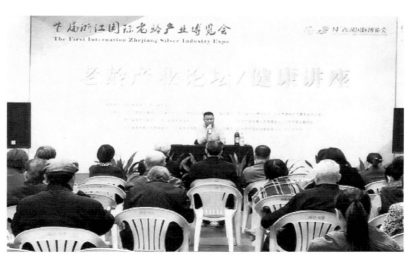

2012年11月18日，河坊街馆馆长汪立源在浙江国际老龄产业博览会上发言

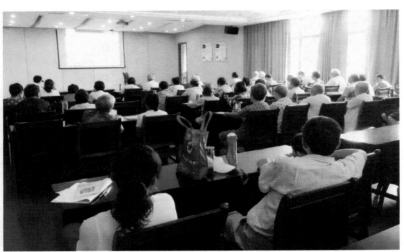

2014年4月，城西馆组织社区讲座

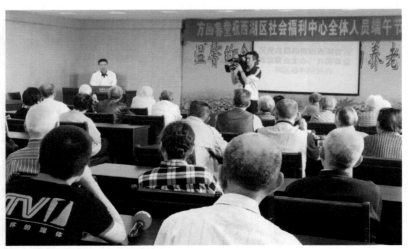

2015年，城西馆举行端午节科普讲座

（二）健康科普讲座

除大型义诊活动外，方回春堂也会定期组织一些科普健康讲座活动。如每年"三八"妇女节，方回春堂均会以关爱女性健康为主题，邀请妇科专家为女性举办妇科保健讲座，并提供免费B超等服务项目。同时，结合季节性进补、滋补品科学选购与服用、真假补品辨别等内容，为广大市民普及科学知识，几年如一日，从未间断。

（三）慈善活动

1.关爱残疾儿童

2016年7月23日，浙江卫视、浙江公共新闻频道、浙江影视娱乐

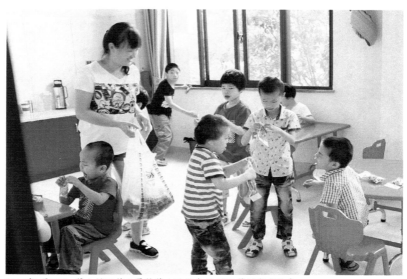

2015年7月18日，萧山馆工作人员赴萧山区社会福利院慰问残疾儿童

频道、FM104.5电台、杭州综合频道、萧山电视台多位知名主播以及知名作家、媒体评论员等作为朗诵嘉宾，携手浙江省残联和方回春堂，并邀请了众多市民朋友，一起启动了"爱的诵读"大型公益诵读会。方回春堂河坊街馆馆长汪立源作为赞助商代表被主持人邀请上台，他说："做公益须具备善良的心和善良的行为，方回春堂一直在坚持着公益事业，在危难、灾难时刻，帮助有困难的人群，承担社会责任；在平常，坚持只卖好药、良心药，这其实是最大的公益。"汪馆长朴实无华的话语道出了方回春堂支持本次公益活动的初衷：用善

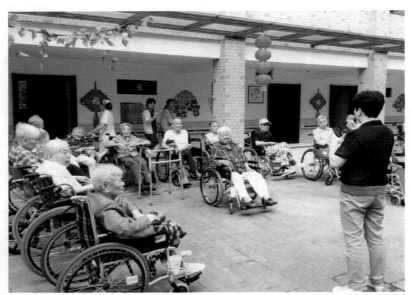

2015年，拱宸桥馆医护人员探望福利院的老人

心和行动帮助有需要的人。

2.敬老活动

2015年，方回春堂拱宸桥馆探望福利院的老人，送去了慰问品。

（四）其他公益活动

此外，为了进一步将爱心点滴向社会传递，方回春堂团队积极创新，不怕辛苦，先后组织开展了各类健康咨询服务、送香袋活动、夏季送清凉活动等，希望通过努力向更多人传递爱与奉献精神，让

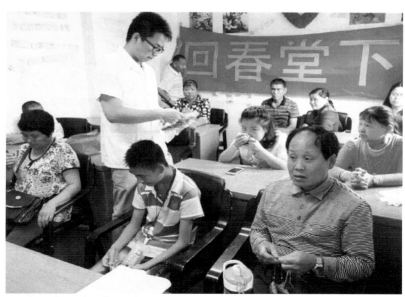

2015年，下沙馆医务人员赴工疗站慰问

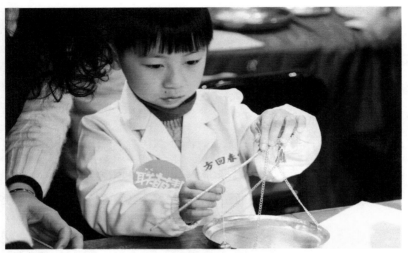

小小中医师

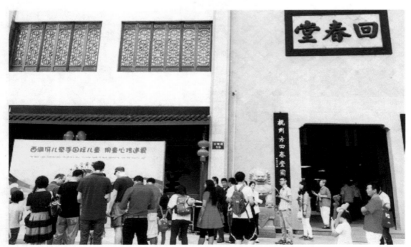

2015年，城西馆举行儿童节送香袋活动

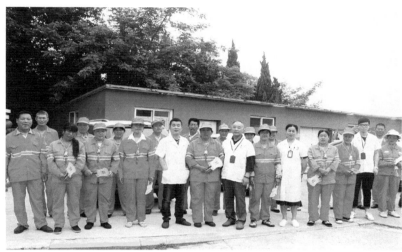

2015年，下沙馆举行环卫工人送清凉活动

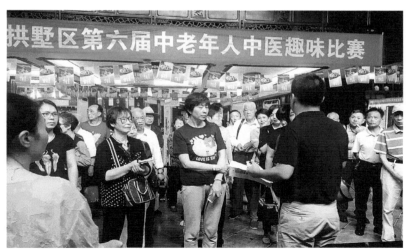

2016年，拱宸桥馆组织拱墅区第六届中老年人中医趣味（中药识别）比赛

方回春堂传统膏方制作技艺

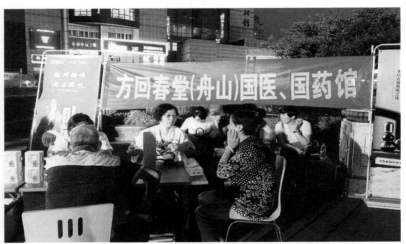

2016年9月22日，舟山馆举行公益慢跑闭幕式活动——方回春堂医疗健康咨询服务

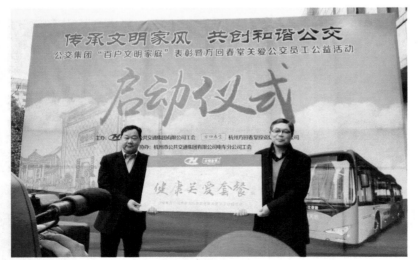

2017年，联合公交集团开展关爱公交员工公益活动

更多人认识和传承中医文化。

二、特色文化活动

（一）膏方节

为了更好地回馈社会，方回春堂每年都会举办特色活动，除了端午、腊八节时的活动外，最令人称道的当数膏方节。膏方滋补已在消费群体中形成了固定理念，在每年冬令膏方节期间，每每有重视中药调理的市民来方回春堂配上一剂适合自己的膏方。

膏方节的众多传统滋补膏方盛行千年，并经现代临床所佐证，疗效显著。方回春堂不断挖掘并发扬国药经典，重现千年古方，使众多百姓品味到膏方经典力作的神奇，从秘制阿胶膏到龟鹿二仙膏，从铁皮枫斗浸膏到名医把脉、一人一方的滋补膏等四大类膏方，补虚扶弱、防病治病、抗衰延年。方回春堂开创膏方小包装，卫生安全，携带服用两方便。自2002年以来，每年冬季，方回春堂都会如期举办膏方节活动，为杭城人民提供滋补养生佳径，宣传普及传统膏方文化，让广大市民年年都能享受到中医膏方所带来的健康福音。如今，方回春堂的膏方节已然成为杭城冬日一景。

2016年10月22日，第十五届方回春堂膏方节正式启动，此次开幕式特别设在古墩路69号的方回春堂城西馆，"阿牛师傅"俞柏堂展示膏方制作技艺，许多市民慕名而来。

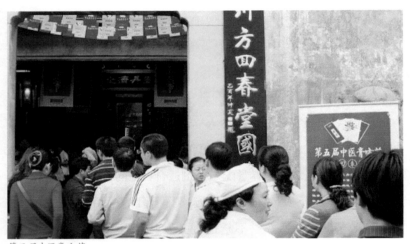

第五届中医膏方节

　　2017年10月19日，方回春堂第十六届膏方节隆重开幕，联合十五家医馆，邀请五百余位名医坐镇，一人一方，结合传统膏方制作技艺以及道地好药，将好膏方感恩回馈给更多市民，同时也将膏方文化和传统通过膏方节的形式传承、延续下去。

　　方回春堂一直致力于为百姓的健康保驾护航，春夏秋冬，顺应时序，在不同的季节精心准备不同的滋补佳品，因此，每年来方回春堂寻医开方的市民络绎不绝。膏方调理一般需要坚持服用三年以上，十六年来，方回春堂因膏结缘，每年都会新添很多粉丝。在这些粉丝中，资历最老的和方回春堂一样经历了十六次冬去春来，他们都已成了方回春堂的老朋友，而方回春堂亦将朋友的健康挂在

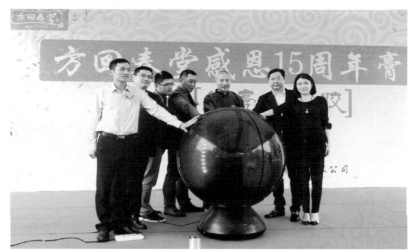

2016年10月22日，第十五届膏方节开幕式

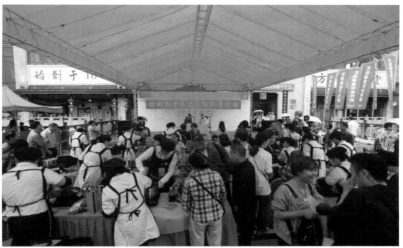

第十五届膏方节现场

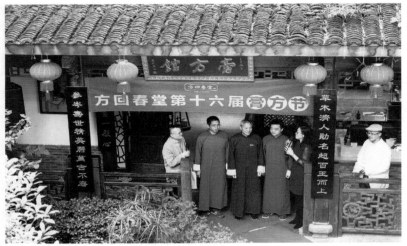

第十六届膏方节

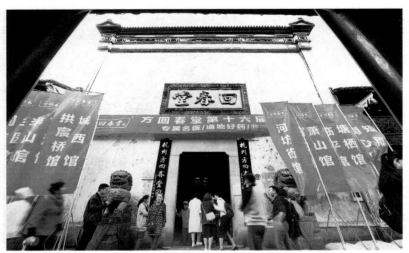

第十六届膏方节

心上。

一年一度的方回春堂膏方节，在扩大膏方影响力的同时，使更多的人受益于膏方，为后代留下一门绝技，为后世留下一份纯正膏方，为中医药文化继续传承尽一份力。方回春堂举办的膏方节不仅仅是一个活动，更是一次集中医药文化及传统工艺展示于一体的国医国药文化体验。

（二）参茸节

方回春堂于每年冬令适时举办参茸节。在节日期间，举办精品参茸展，特邀药学专家进行讲座，开展优惠展销等一系列活动，为市民献上一道参茸大餐。方回春堂只卖纯正野山参的经营宗旨

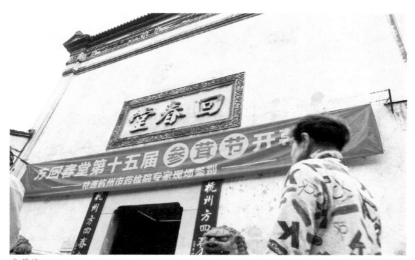

参茸节

是为了给野山参市场留一方净土，给万药之王留下一个圆满的千年传奇。

（三）腊八施粥节

每逢腊八节，方回春堂架起铜锅，连夜熬制腊八粥，在传统配料外加以特色配药，每年免费向市民布施近万碗。每当此时，方回春堂腊八施粥成为河坊街上的一大盛况，市民在凌晨就排起长队，静候布施的开始。

（四）端午文化节

端午节又称端阳节、重午节等，在此节日，方回春堂会举办各种

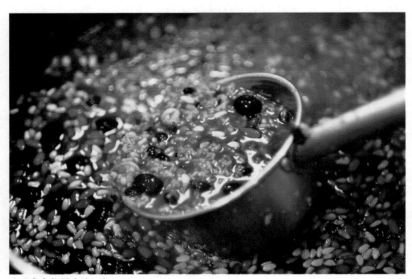

方回春堂熬制的腊八粥

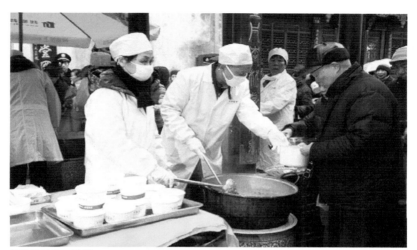

河坊街馆腊八施粥

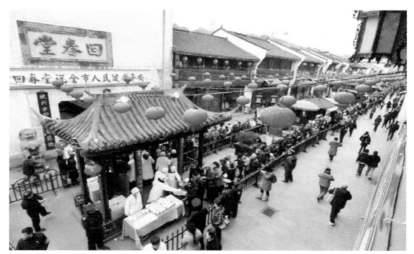

河坊街馆腊八施粥

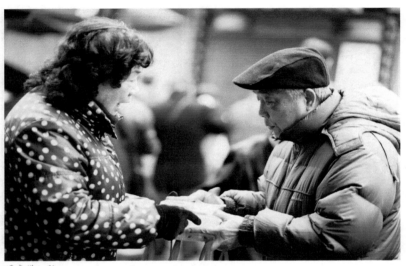

暖意腊八粥

特色活动，如免费发放方回春堂香袋等。方回春堂香袋采用传统方法秘制，配以丁香、檀香、白芷、陈皮等数味道地中药材，具有驱虫除蛀、芬香醒脑之功效。一个小小的平安香袋，承载着方回春堂对市民的浓浓祝福。

济世养生是方回春堂所承担的社会责任的重要组成部分之一，也是方回春堂的创办初心。除此之外，善待员工、善待顾客、善待生命，视顾客为朋友，视伙伴为家人的亲情式待客之道，更使方回春堂赢得了社会的尊重。厚德载物，这是方回春堂生生不息、做久做强的根本保证。

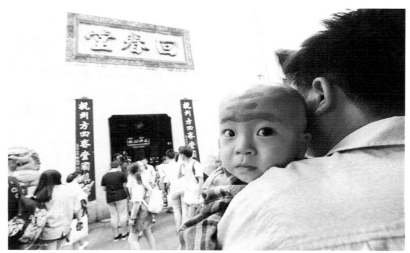

2016年，河坊街馆端午文化节活动

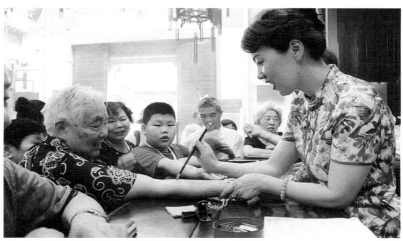

2017年，河坊街馆艾满钱塘·礼惠端午活动

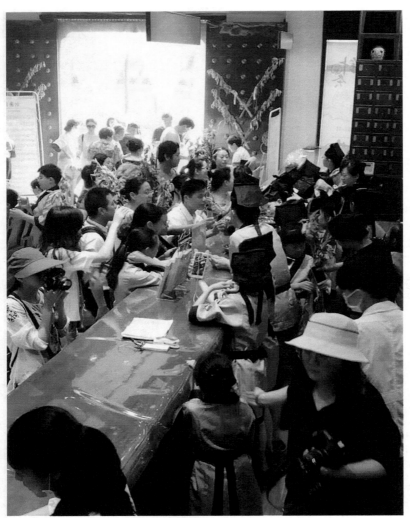

2017年，河坊街馆艾满钱塘·礼惠端午活动

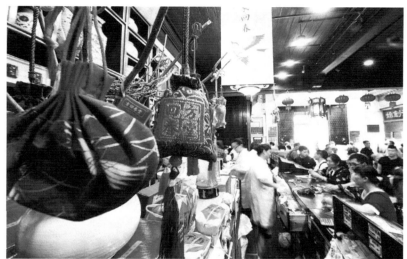

2017年端午文化节，古方香囊展示

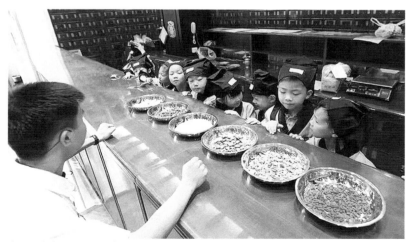

崇文小学学生进兰园馆学习

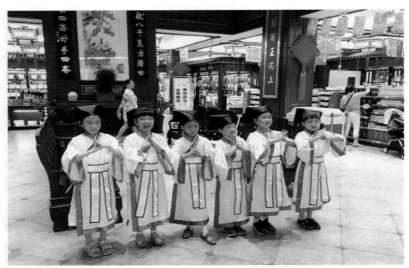

城西馆"六一"儿童节

（五）中医文化活动

为更好地传播中医药传统文化，方回春堂各馆每周均会邀请医药馆附近的小学开展到馆学习活动，识别中药材、了解传统香袋制作技艺和中医药文化，使孩子们从小了解我国传统文化，感受中医药文化的独特魅力。

（六）清凉节

冬病夏治特色门诊、开心家庭日、清凉汉方季、西洋参文化展、纳凉晚会、夏日美妙蒲扇绘，一年一度的方回春堂清凉节不仅为市民在炎炎夏日提供了一个消暑好去处，更为市民的健康保驾护航。冬病夏治作为清凉节最重要的环节，传承千年传统中医奥秘，内服温补药物以扶助正气，外用穴位贴敷、灸法等养内虚之阳，祛疾、固元、养阳、治未病，受到了市民的热烈欢迎。

（七）免费送茶

免费凉茶是方回春堂的一份心意，更是杭州人的一份礼数。光

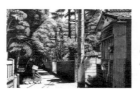

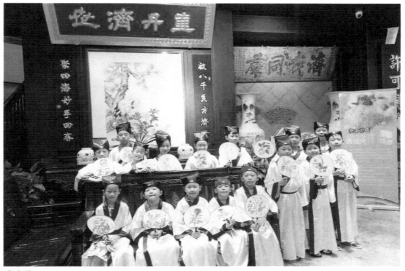

清凉节

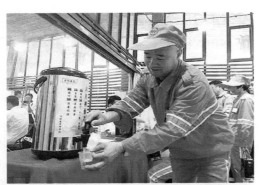

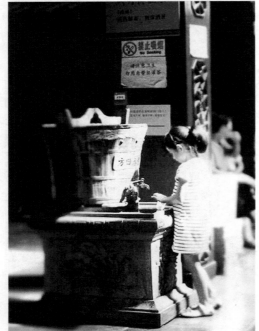

免费送茶

河坊街馆单馆每日免费茶水的成本就在400元左右，但方回春堂并未改变初衷。这一暖心的举动从2001年坚持至今，从河坊街馆单馆供应到全浙江省16家分馆供应，并在城市、街道、企事业单位等处设置了共37处爱心公益免费凉茶点，为环卫工人、公交司机、交警等提供一杯清凉。散的是金，聚的是情。

三、振兴中医药

2013年6月15日，第四届中欧国际工商学院卫生政策上海圆桌会议召开，集团副总裁兼河坊街馆馆长汪立源作了振兴中医药的专题发言。汪立源以方回春堂为例，从发展好中医本身和顺应政策两方面谈如何发展中医以及如何搭建适合现代中医生存和发展的平台。

汪立源指出，方回春堂对中医内涵的理解概括为四个字：名医好药。他说："'名医好药'是我们的口号，是我们的文化核心，也是我们文化的落脚点，医和药是不可分割的两个要素。所谓名医，是指我们在为广大群众寻找问诊医生时，只找'大医'，不找'庸医'。所谓'大医'，不仅仅是指各科拔尖领头的中医师，也包含了那些在与其他医生、病人学习交流中始终以谦和的姿态保持着对中医文化的赤诚和热爱的中医师。所谓好药，就是要让广大群众吃到优质的、放心的、性价比高的药。方回春堂坚持将'好药'作为把控中药材质量的准绳，宁可牺牲一部分利润，也要保证药材质量，唯有如此，才能让方回春堂健康、可持续地发展下去。"

"同时，国家宏观政策对于中医药行业的发展起着至关重要的作用，近年来国家也提出了很多振兴中医药行业的政策和加强中医药行业管理的规范。作为一家中医药企业，方回春堂除了要继续秉承'名医好药'的理念，还要借国家振兴中医药行业的东风全力以赴，严格按照管理要求落实执行，继续将中医药文化传承和发扬下去。"

四、社会认可

（一）广播电视报道

2010年，俞柏堂接受了央视《人物》栏目组的采访。2015年6月18日，杭州电视台《新闻60分》栏目报道端午节时，有方回春堂将香袋送入福利院的片段。2016年5月27日，江苏卫视《本草中国》栏目报道了方回春堂传统膏方制作技艺，访问了方回春堂的国家级非物质文化遗产代表性传承人俞柏堂，介绍了膏方相关内容。2016年9月4日—5日，二十国集团（G20）领导人第十一次峰会在杭州举行。在这次峰会期间，方回春堂被广泛关注，央视网播放的

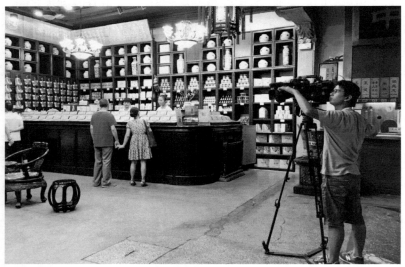

G20杭州峰会期间，央视记者在河坊街馆采访

G20杭州峰会期间，俄罗斯第一频道采访河坊街馆

G20杭州峰会专题宣传片中以较多镜头展示了方回春堂。央视网国际在线播放了《G20看杭州：外国友人在杭州体验方回春堂中医文化》。2016年9月12日，杭州电视台《我和你说》栏目报道了G20峰会礼包中方回春堂的汉方精油。方回春堂的汉方精油由各类中草药提炼而成，提神醒脑。

（二）报章杂志报道

2014年12月11日、18日和19日，《都市快报》《钱江晚报》与《杭州日报》分别以第A14版整版、第H0013版整版及专版A15报道了国务院批准方回春堂传统膏方制作技艺列入第四批国家级非遗名录的消息。杭州师范大学人文学院教授朱德明和方回春堂制膏师傅俞柏堂对方回春堂传统膏方制作技艺从不同角度作了评述。

2014年12月17日，《今日早报》"养生·中药"版整版报道了俞柏堂以传统方法制作膏方的工艺流程。

2015年1月8日，《每日商报》第18版整版报道了朱德明对方回春堂传统膏方制作技艺流程的评述。

2015年10月30日，《都市快报》报道了方回春堂的膏方节。

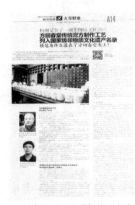

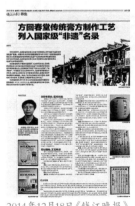

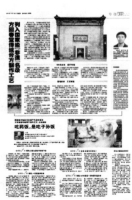

2014年12月11日《都市快报》第A14版　　2014年12月18日《钱江晚报》第H0013版　　2014年12月19日《杭州日报》专版A15

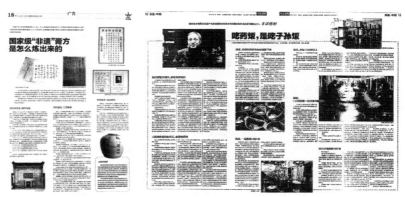

2015年1月8日《每日商报》第 18版　　2014年12月17日《今日早报》"养生·中药"版

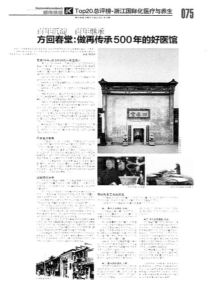

《都市快报》专题报道方回春堂历史及传统膏方制作技艺流程

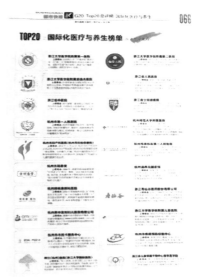

2016年9月，方回春堂列入《TOP20国际化医疗与养生榜单》

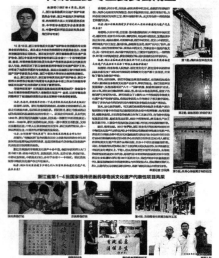

2017年12月18日，《钱江晚报》报道了浙江省非物质文化遗产保护协会传统医药专业委员会成立大会

2016年9月16日，《都市快报》报道了半山国药馆坚持"名医好药"的立馆之本，于开馆一周年之际，为回馈广大顾客的支持，举办大型义诊活动，旨在为各类有需要的人群提供日常中医咨询、调理和治疗服务。

2016年9月4日—5日，G20杭州峰会期间，方回春堂被广泛关注，《都市快报》发表了《百年沉淀　百年传承　方回春堂：做再传承500年的好医馆》和《TOP20国际化医疗与养生榜单》。

2017年12月18日，由传统医药专业委员会主办、杭州方回春堂集团有限公司资助承办的浙江省非物质文化遗产保护协会传统医药专业委员会成立大会在杭州新侨饭店举行。会上，方回春堂与各与会领导、嘉宾及其他国家级、省级、市级传统医药非物质文化遗产代表性项目代表及传承人共同研讨了浙江省传统医药非物质文化遗产保护工作。《钱江晚报》第13版对本次大会进行了整版报道。

（三）企业荣誉

浙江省工商企业信用
A级
守合同重信用单位

杭州市工商行政管理局上城工商分局
二○○五年六月

2005年6月，被评为浙江省工商企业信用A级守合同重信用单位

兹认定：
杭州方回春堂国药馆
有限公司

（注册商标 方回春堂 为"中华老字号"
特发此证。

China
Time-honored
Brand
中华老字号

证书编号：11017

2006年，获国家商务部首批"中华老字号"称号

浙江省第七届
消费者信得过单位
浙江省消费者权益保护委员会
二○○六年十二月

2006年12月，被评为浙江省第七届消费者信得过单位

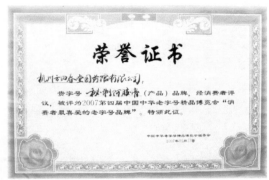

浙江省非物质文化遗产

方回春堂传统膏方制作工艺

浙江省人民政府公布
浙江省文化厅颁发
二○○七年六月

2007年6月，方回春堂传统膏方制作工艺被列入浙江省第二批非物质文化遗产代表性项目名录

荣誉证书

杭州方回春堂国药馆有限公司：

贵字号秘制阿胶膏（产品）品牌，经消费者评议，被评为2007第四届中国中华老字号精品博览会"消费者最喜爱的老字号品牌"。特颁此证。

中国中华老字号精品博览会组委会
2007年12月21日

2007年12月，方回春堂秘制阿胶膏被评为2007第四届中国中华老字号精品博览会"消费者最喜爱的老字号品牌"

浙江省知名商号证书

杭州方回春堂国药馆有限公司：

根据《浙江省企业商号管理和保护规定》《浙江省知名商号认定办法》的规定 经认定 你单位 方回春堂 企业商号为浙江省知名商号

（有效期六年）

浙江省工商行政管理局
二〇〇八年二月

2008年2月，获"浙江省知名商号"称号

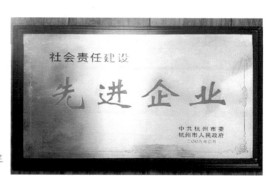

2009年3月，被评为社会责任建设先进企业

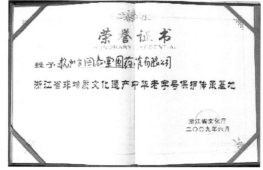

2009年6月，被授予浙江省非物质文化遗产中华老字号保护传承基地

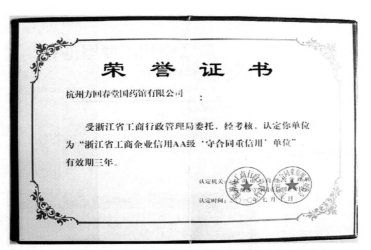

2010年7月10日，被认定为浙江省工商企业信用AA级"守合同重信用"单位

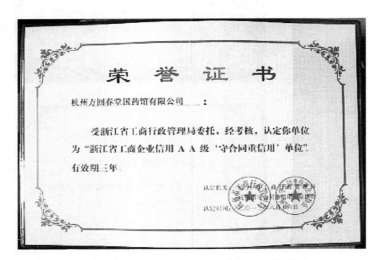

2013年8月，被认定为浙江省工商企业信用AA级"守合同重信用"单位

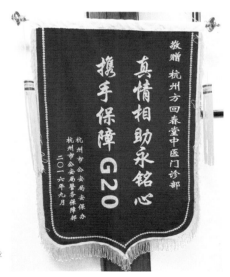

证　书

方回春堂　参加"第六届中国（浙江）

非物质文化遗产博览会"荣获优秀展示（展演）奖。

特颁此证，以资鼓励。

浙江省文化厅
二○一四年十月十七日

2014年10月，获第六届中国（浙江）非物质文化遗产博览会优秀展示（展演）奖

敬赠　杭州方回春堂中医门诊部

真情相助永铭心
携手保障G20

杭州市公安局安保办
杭州市公安局警务保障部
二○一六年九月

被杭州市公安局授予"保障
G20"锦旗

四、传承与保护

方回春堂传统膏方制作技艺具有展现中医药文化创造力的突出价值，具有见证中华民族活的文化传统的特殊意义，必须坚持以科学发展观为指导，坚持「保护为主，抢救第一、合理利用、传承发展」的工作方针，采取有力措施，积极探索和创新保护方式与途径，使其在全社会得到认同、尊重和弘扬。

婦 八珍丸

能治男女心神虛損氣血衰弱
體瘦面黃寒熱往來四肢浮腫
股脹腰痛頭暈眼花等症此丸
藥性和平男婦常服大有奇功

鹿茸 白鳳丸

此丸婦人等服調經種子保產
安胎并治真陰虧損赤白帶下
十後調熱之氣喘咳嗽等症及
產後服之無忌取效如神

十全大補丸

四、传承与保护

[壹]传承谱系与代表性传承人

　　方回春堂创立年代久远，诸多堂史文献均已散佚，目前所能考证的传承人群体从民国时期开始叙述。

　　第一代传承人：方清怡（生卒年不详），1649年创立方回春堂。

　　……

　　第二代传承人：卢裕国（生卒年不详），籍贯不详，1931年入方回春堂，开发自制饮片、丸散膏丹。

　　第三代传承人：鲁康麟（生卒年不详），籍贯浙江兰溪，1946年入方回春堂，师从卢裕国，精于收膏。

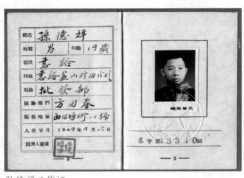

孙德祥工作证

　　孙德祥（1930—　），籍贯浙江慈溪，1948年入方回春堂，师从卢裕国，擅长炒药。

　　第四代传承人：俞柏堂（1949—　），籍贯浙江杭州，是堂内的主要技术骨干。2008年被列入第一批浙江省非遗代表性传承人名单。2018年5月,被列入第五批国家级非物质文化遗产代表性传承人名单。

第五代传承人:程晓冬(1956——),籍贯浙江杭州,1976年参加工作,师从俞柏堂,从事药剂工作,从业三十余年来始终热衷于中医中药事业。2013年,被评为杭州市非物质文化遗产项目代表性传承人。

国家级非遗代表性传承人俞柏堂,出身于中药世家,祖上三代都与膏方制作结下了不解之缘。他的祖父俞绣章15岁在杭州城里最大的药铺胡庆余堂当学徒,进而成为经理,以精湛的中药炮制技艺及对药材的悉心研究,被业内赞为"药王菩萨"。父亲俞舒炎曾在杭城六大药店之一的泰山堂工作。俞柏堂从小跟随爷爷在药铺长大,学习了精湛的中药炮制技术和膏方制作工艺,是目前杭州城里最擅长熬制膏方的老药工之一。

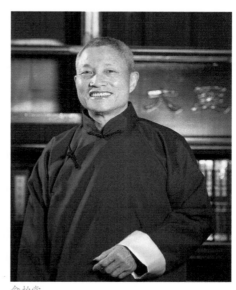

俞柏堂

2001年，方回春堂复馆之际，俞柏堂加入方回春堂，并将其继承的膏方传统制作技艺带入了方回春堂，极大地推动了方回春堂传统膏方制作技艺的发展与延续。自2002年以来，在俞柏堂的指导下，方回春堂每年都会组织膏方节活动，并积极参与各类非物质文化遗产展示及膏方展示类宣传活动，从而使方回春堂的传统膏方制作技艺名扬海外。同时，俞柏堂还积极开展师徒带教工作，通过师徒形式让更多的年轻人学习膏方制作这一传统工艺，将这门传统技艺传承、延续下去。

俞柏堂熬制膏方有诸多讲究，一丝不苟。药材浸泡是否充分，药材煎煮是否到位，药液沉淀是否清透，杂质过滤是否完全，火候拿捏是否得当，收膏是否达到滴珠……道道工序无不精心把控，真正做到"炮制虽繁必不敢省人工，品味虽贵必不敢减物力"。

[贰]保护措施

方回春堂成立了以董事长丁志强为组长的方回春堂传统膏方制作技艺保护领导小组。成员有方回春堂集团副总裁兼城西馆馆长毛海枞、方回春堂集团副总裁兼河坊街馆馆长汪立源，主要管理项目保护工作，提供项目保护所需资金；国家级中药师徐锡山、浙江省著名主任中药师林泉，把关药材和膏方质量；国家级非遗传承人俞柏堂，培养徒弟；杭州市级非遗传承人程晓冬，膏方制作师傅，制膏基地负责人；刘瑞龙、吴建良、高伊虹、钟群、齐静、陈双、王莺、汪小飞，从事一线膏方制作，熟谙熬膏技艺，或从事整理、挖掘、收集古方、不断改进膏方制作技艺、整理制定《膏方制作流程标准化》等工作。

方回春堂还成立了膏方研究小组和专家指导组，组员构成为外界科研单位人员、资深熬膏中药师、名老中医等，不断加强对膏方制作技艺中坚力量的培养。与浙江中医药大学、杭州师范大学及其他科研单位等展开多方位合作。

一、已采取的保护措施

方回春堂已投入八百万元用于膏方的传承、开发和研究，拓展膏方的制作生产基地。扩大中医门诊部，邀请资深名中医开设膏方

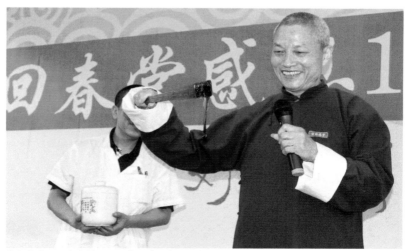

俞柏堂在方回春堂第十五届膏方节上表演"挂旗"技艺

门诊，推广养生保健服务。每年投入一百万元，举行一年一度的膏方节。大力培养膏方制作人才，热情接待国内外前来学习膏方制作技艺的人员。聘请杭州师范大学人文学院历史系教授朱德明为中医药文化顾问。

二、已实现的保护成效

自2002年开始，方回春堂每年举办膏方节，向杭州市民普及了中医膏方文化。2009年，建成目前浙江省内规模最大的传统中医膏方制作基地。

手工熬制膏方需要花费药工两天的时间。为了追求更高的经济效益，大部分药店逐步用机器生产代替了手工制药，熬制膏方这门流传了近两千年的手艺面临着失传的危机，但俞柏堂却总惦记着这门老手

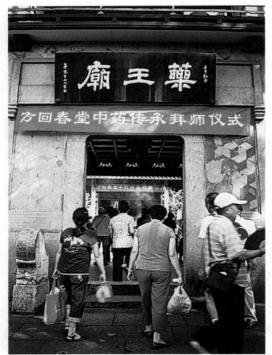

方回春堂在吴山药王庙举行拜师仪式

艺不能丢。2008年,方回春堂在杭州吴山药王庙启动了师带徒传承人工程,俞柏堂收下了两名弟子程晓冬、刘瑞龙,把积累了一辈子的传统膏方制作技艺传给了他们。

三、保护方案

方回春堂传统膏方制作技艺具有展现中医药文化创造力的突出价值,具有见证中华民族活的文化传统的特殊意义,必须坚持以科学发展观为指导,坚持"保护为主、抢救第一、合理利用、传承发展"的工作方针,采取有力措施,积极探索和创新保护方式与途径,使其在全社会得到认同、尊重和弘扬。

方回春堂认真落实相关文件要求,实施非物质文化遗产保护工程,切实保护、传承好方回春堂传统膏方制作技艺,制定了相关实施方案。

（一）总体方案

由杭州市上城区文广新局牵头,在专家、保护单位、传承人的共同参与下,制定了方回春堂传统膏方制作技艺的五年保护计划,按照保护计划有序推进保护措施。整理和收集古方,对当代名老中医的膏方处方进行分类、保存,研究和计划出版有关方回春堂膏方的调研论著;扩展现有的膏方制作基地,更新制膏设备;加强对膏方制作的质量监控和管理;逐步完善并执行方回春堂熬膏药师考核培养制度,大力吸收和培养制膏人才,传承膏方制作这一传统工艺；在方回春堂官方网站增设膏方服务板块，结合一年一度举行的中医膏方节，通过媒体和各种活动，宣传传统膏方的相关知识，引导大众正确进补膏方。

（二）传承基地

作为非物质文化遗产传承基地，方回春堂把传统膏方制作技艺传承保护和清河坊历史街区的旅游开发相结合，利用方回春堂的品牌效应拓展经营领域，进一步做大做强。

作为一个知名品牌，方回春堂将在健康、养生领域产生不可估量的辐射效应。如开拓"治未病""健康保健""经络养生"等新衍生的相关服务行业，逐步形成中医、中药、养生、健康等多领域的产业集团化发展，促进良性循环，打造行业龙头品牌。充分发掘方回春堂品牌文化价值，拓展经营领域，发扬"名医好药"特色名片。

目前已开设中医体质辨证、健康咨询、经络体疗、中药熏蒸、中医SPA调养、膏方调理等多项目、多内容的休闲式健康养生服务，并以此为基础，对杭城体检人员提供系统化健康服务，逐步将方回春堂打造成集旅游观光、健康养生、中医治疗为一体的产业，力争打造华东地区第一品牌。

（三）展示平台

保护非遗资源的最终目的是将这一资源加以丰富和传承。方回春堂重视品牌保护意识，在清河坊历史街区和南宋御街热闹非凡的环境中，积极保护方回春堂品牌，筹建方回春堂非物质文化遗产展示馆。

（四）完备档案

涉及有关方回春堂传统膏方的纸质资料，如清末民初的堂簿（处方集）、名医处方、广告、中华人民共和国成立初期员工的工作证、方回春堂老照片、现代新开发和研制的膏方处方、膏方制作流程图片、名医谱资料、历年《方回春堂堂报》膏方相关报道、历届膏方节活动的资料、历年各类荣誉证书等都已收藏于馆内，相关制膏传承人的录像资料亦保存在档。

（五）普及读本

结合方回春堂传统膏方节，每年进行合理修订，将指导膏方服用的内容收录在《祝您健康》《养生要趁早》《非遗膏方好养生》等册子里，定期将膏方相关内容刊登在《方回春堂堂报》上。

（六）配套政策

为更好地推进方回春堂非遗保护工作，结合自身情况，成立方回春堂非物质文化遗产保护委员会，完善和建立传统膏方展示基地，发扬膏方传承"师带徒"传统，加强对中坚力量的培养，积极为项目和基地争取和申报保护补助经费。对传承人提供奖赏资助，推动方回春堂传统膏方制作技艺的传承工作。

四、"十三五"保护规划

2016年，建立膏方处方档案，对名医谱档案进行分类、保存，引进人才。扩展现有的膏方制作基地，新增面积1000余平方米。举办第十五届方回春堂中医膏方节。丁黎、俞柏堂撰写《方回春堂传统膏方制作技艺》。

2017年，收集传统膏方的历史文献和制作工具等。切实做好传统膏方制作技艺的保护、传承和研究工作。举办第十六届方回春堂中医膏方节。将方回春堂国医馆、国药馆各增加到十个，遍布杭州地区。

2018年，方回春堂传统膏方制作技艺展示馆进一步开放，新增藏品。将现有的煤气加热装置更换为蒸气。举办第十七届方回春堂中医膏方节。出版《方回春堂传统膏方制作技艺》。

2019年，全面执行方回春堂新熬膏药师的考核制度。筹建生产膏方的GMP车间。举办第十八届方回春堂中医膏方节。

2020年，建立30万吨级净化标准的制膏车间。为外国顾客提供各类服务。举办第十九届方回春堂中医膏方节。

2016—2020年，投入2000万元用于方回春堂传统膏方制作技艺项目保护。

[叁]方回春堂传统膏方制作技艺展示馆

方回春堂传统膏方制作技艺展示馆齐聚各类膏方精品，集收藏

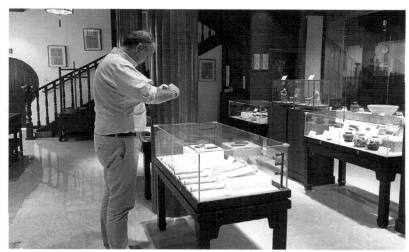

2016年9月26日，外国专家参观河坊街馆中的方回春堂传统膏方制作技艺展示馆

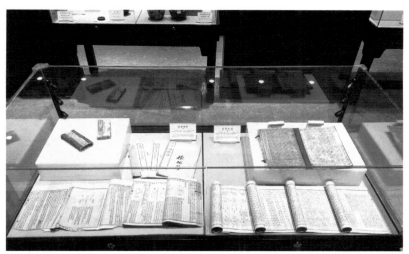

膏方书籍陈列

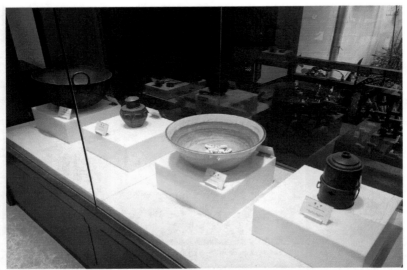

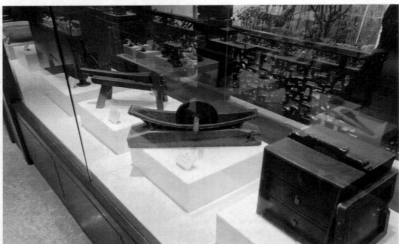

膏方制作工具

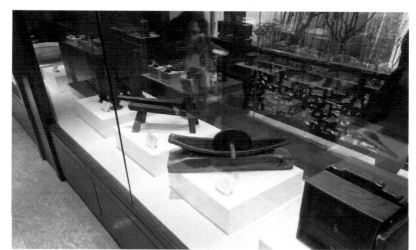

膏方制作工具

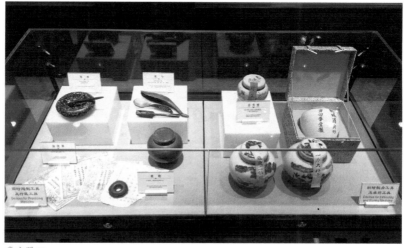

膏方器皿

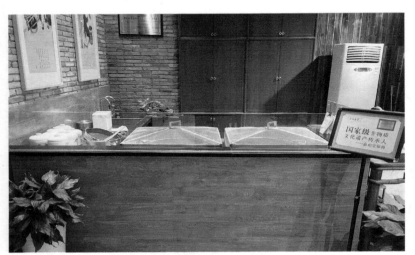

膏方展示台

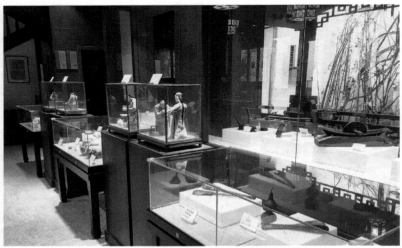

膏方展示柜

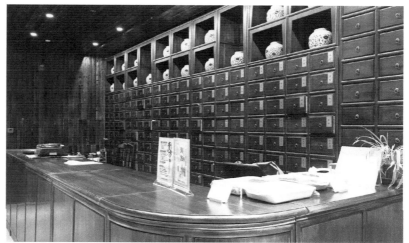

接待处

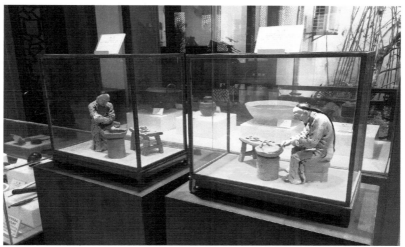

做膏方的泥偶

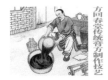
展示、知识普及、观赏闲游于一体，传续中医中药内涵，诠释一膏一方精髓，见证文化变迁的历史。膏方馆内陈列了古往今来各项膏方制作、储存器皿，并将膏方制作的步骤程序一一呈现。

　　每个周末，传承人俞柏堂都会在膏方馆里演示传统的膏方制作技艺，供游人参观，解答关于膏方的问题。

[肆]革故鼎新

　　方回春堂领导层坚定认为，单做一家零售药店局限了这个有名

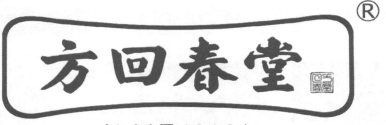

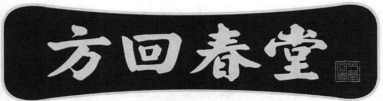

方回春堂商标

医历史的老字号的发展。因此,方回春堂从一开始就分为国医馆和国药馆,道地药材,名医好药,医药并行。单纯的商业模式没有文化价值和历史积淀,所以要把方回春堂作为一种文化、一种传统去扶持、去经营,才能重现其品牌价值,发掘其强大的内在生命力。因此,方回春堂的愿景就是成为一个有深厚文化积淀和传承的老店,实现商业与公益双赢。

方回春堂设计了许多膏方产品的商标,也更新了经营方式。

一、电子商务

互联网时代,传统中医药行业也应该有与时俱进的宣传推广手段,广泛利用多种媒体平台和传播形式,使得方回春堂品牌及中医药文化为更多人所知。

2010年4月26日,方回春堂加入了电商平台,致力于将方回春堂品牌下的产品通过互联网渠道进行销售。团队成员以"90后"年轻人为主,主营产品有膏方茶方(全网膏方类产品)、脚部产品[净足(喷雾)、暖足、润足]、中药护肤产品(九白面膜)、冲泡速食产品(银耳羹)。消费主体为20—30岁人群。热卖产品有雪梨膏、九白面膜、桑葚膏、阿胶膏、红豆桔红茶、秋梨橘红膏。

二、产品创新

汉方精油是2016年G20杭州峰会嘉宾的国礼,也是方回春堂产品创新的成果。这款蓝色葫芦状小瓶的神秘国礼以杭州地标式景

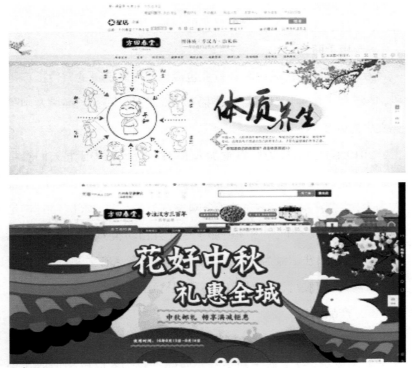

点三潭印月为设计原型，融入了中医药葫芦的典故，还特别以G20西湖水印蓝天的主题色彩设计了外包装，内装浓缩了汉方中药植物精华的精油。这是西湖的味道，杭州的味道，也是传统中医药与现代植物萃取科技融合的味道。汉方精油的制作初衷来自于方回春堂对现代人生活方式痛点的关注，产品融名老中医家传古方、域外植物

电商平台

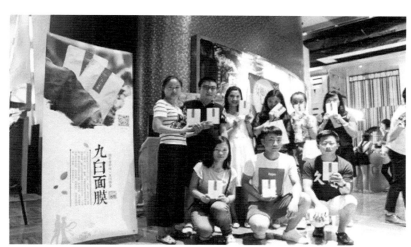

电商团队

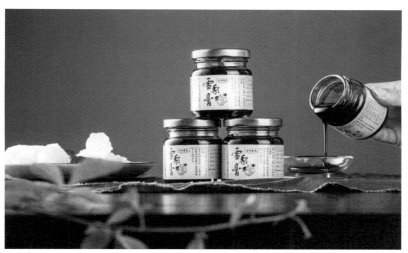

雪梨膏

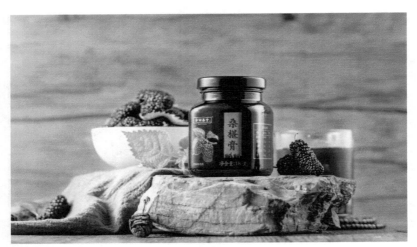

桑葚膏

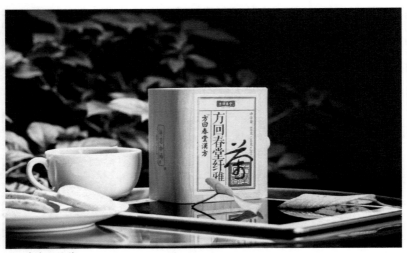

方回春堂纤雅茶

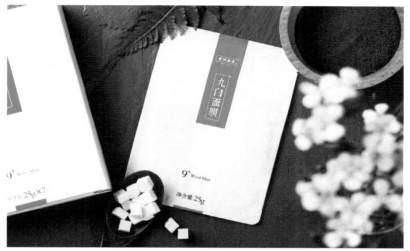

九白面膜

精油萃取技术于一炉，具有创新意义。事实上，直到现在，国内也很少有将中医药古方跟精油结合的尝试，而尝试成功的就更少。方回春堂为此事商讨近一年，又经过几个月的论证、试验、开发，在2014夏天，这盛放着浓烈而又清新的气息的古老而又有现代感的神秘小蓝瓶终于出现在了杭州街头，成了一种时尚。

从精油成分看，小蓝瓶纯以植物萃取的芳香、清凉、开窍、醒神成分为原料，气息清香怡人。它以薄荷、桉叶为君，连翘、广藿香为臣，薄荷醇、冰片为佐，薰衣草油、香柠檬果油为使。其中，薄荷、连翘、广藿香、冰片能疏风解表、清热解毒、开窍醒神，薰衣草油及香

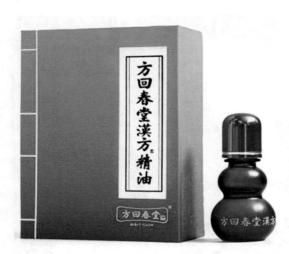

汉方精油

柠檬果油则能舒缓压力、缓解头痛，如此君臣佐使，合理配伍，可大幅度协同增效。从包装看，它每瓶容量为3毫升，葫芦状的小蓝瓶和滚珠设计使其便于放在包里随身携带。每一个细节都是方回春堂负责人及研发团队反复琢磨试验、精心设计的结果。它最初的设计灵感来自雅致的清代鼻烟壶，最终确定的外形既取中医药葫芦的意象，又宛如杭州的三潭印月石塔。蓝色能确保精油不易挥发，滚珠则既能节约精油使用量，又有按摩作用，让精油更快渗透于皮肤、被细胞吸收。滚珠这一别具匠心的设计最初用的是塑料，后来发现塑料易热胀冷缩，影响出水，于是又改成玻璃，但效果没有达到理想的状态，最后将玻璃滚珠磨出毛刺，出油问题完美解决。仅这个小细节，就论证推敲了无数次。

　　"杭州味"十足的小蓝瓶汉方精油一经面世，迅速风靡杭州，方回春堂各家店面线下销量应声而起的同时，天猫等电商平台上的

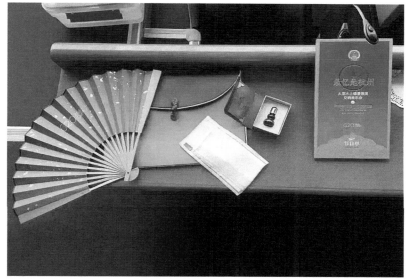

方回春堂汉方精油在G20杭州峰会期间作为国礼送给各国代表

销量也迅速达到数千瓶, 筹备了两年的方回春堂精油开发项目至此初告成功。

三、规范化煎药基地

为解决国内中药煎药质量良莠不齐的问题, 方回春堂首创国内规范化煎药基地, 并坚持阳光化、透明化的煎药操作流程, 将所有流程视频连线至各馆, 供市民实时监看。

方回春堂规范化煎药基地位于杭州桐庐, 占地面积3000平方米, 共由7个区域组成, 分别为接方室、配方室、浸泡区、煎药区、包

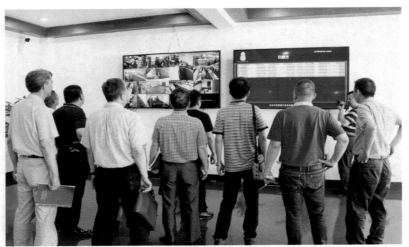

2017年6月，杭州市人大代表参观方回春堂煎药基地

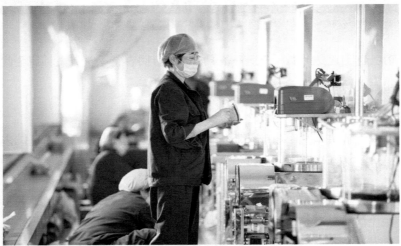

信息化洁净煎药中心

装区、快递区、膏方区，各个区域分工明确，为方回春堂各医馆提供快速、优质的煎药服务。

在接方室设有相应的监控系统，所有接方的煎药明细、客户统计、人为调整尽收眼底。

煎药车间以流水化布局，数十间煎药房可容纳上百台智能化煎药设备，每天能满足上千个中药处方的煎煮需求，并采用纯化水，

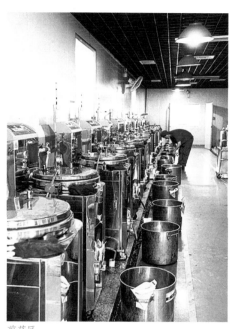

煎药区

贴近传统中药煎法，将中药药效充分煎出，以达到最好的疗效。

此外，煎药基地与顺丰速运合作，能将煎好的中药直接送到客户手中，深受方回春堂顾客欢迎。

四、精品中药饮片

长期以来，方回春堂一直致力于做最好的中药，然而受价格因素的影响，总感到不够极致。经常会有医生专家问"有没有更道地、更有效的中药饮片"，许多病人也有这样的反映："只要是疗效

好、疗程短，我们愿意多花钱吃好药。"经过多年的努力，今天，方回春堂终于可以郑重地推出更道地、更安全、更有效、更稳定的精品中药饮片。

精品中药饮片是方回春堂新近制定标准，委托专门公司倾力采购、加工的中药饮片，其标准参照甚至高于出口标准，具体体现如下。

（一）道地体现

方回春堂坚持原产地道地中药的原则，从源头开始管控，从播种到采摘、炮制，遵天地自然协调，循科学种植要求，成就高品质的精品中药。

例如"浙八味"白术、白芍、浙贝母、杭白菊、延胡索、玄参、麦冬、温郁金全部选用浙江本地生产的药材，"怀药"地黄、山药、牛膝、菊花这四味就全部选用四大怀药原产地的药材，其他还有江苏的薄荷、芡实，四川的川芎、川黄连、川厚朴、川黄柏，甘肃的当归、甘草，内蒙古的黄芪，等等。

不但产地讲究，而且采收的季节也是最适合的。例如宁夏的枸杞必须是夏天采摘的，三七必须选用春七，天麻必须选用冬麻。

（二）安全体现

除了无杂质、无虫蛀、无发霉等基本要求以外，还有以下安全措施。

1. 严格从种植源头控制和监测种植期间的农药和激素。配备高效液相色谱仪、气相色谱仪、原子吸收分光光度计、红外光谱仪等检测设备，全面严把质量关，从源头到最终产品全程监控。

2. 配备1500平方米的恒温、恒湿仓储，以保证中药饮片的管理。

3. 中药饮片的外包装可进行二维码或条码溯源查询管理，查询内容包括产地、采摘季节、生长年份、加工炮制过程、含量测定、农药残留、重金属、硫黄残留等。给顾客安全，让顾客放心。

（三）有效体现

包括药用部位、内在成分含量以及加工片型的有效提取等内容。按照方回春堂的要求，在加工过程中致力于做减法。

1. 道地中药材包含大量野生品种，通过烘、炒、洗、漂、蒸、煮

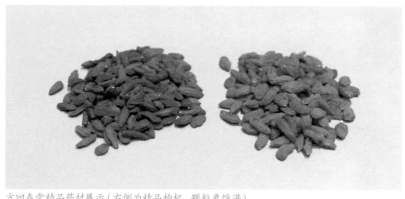

方回春堂精品药材展示（右侧为精品枸杞，颗粒更饱满）

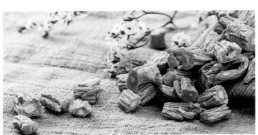

党参

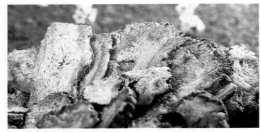

当归

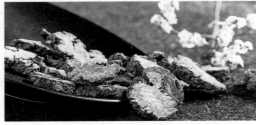

川芎

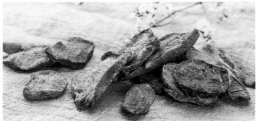

麸炒白术

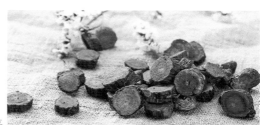

炙甘草

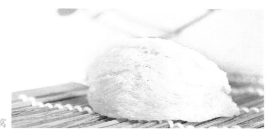

燕窝

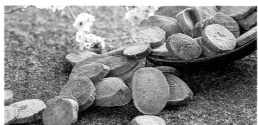

白芍

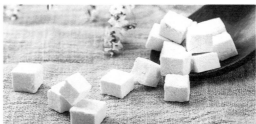

茯苓

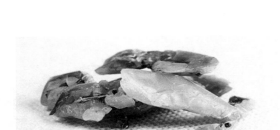

哈士蟆

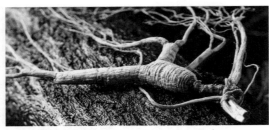

野山参

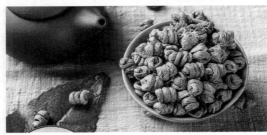

铁皮石斛

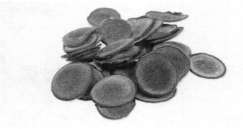

鹿茸血片

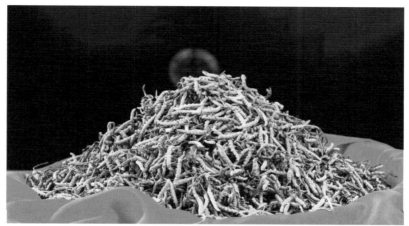

冬虫夏草

等严格的炮制工序，风选、筛选、金属检测等选别工序，再到人工精挑细选，将与药效无关的成分竭力减除，留下最纯粹的药用部位，给顾客带来确切的疗效。例如，桂枝选用传承最好的桂枝心（0.4毫米以下），黄柏按传统加工去栓皮，薄荷选用头茬叶子去茎，制龟板全部选用乌龟底板等。

　　2.加工的片型也按照如何能在煎煮过程当中更有效地煎取有效成分来加工。例如，重楼现在一般多用水烫货或水蒸用，要生晒货，保证切面粉性，利于煎出；白芍选用浙江道地药材，加工成薄片；枳壳采用传统加工方法加工成压舌片；桔梗采用传统加工方法加工成双飞片；白及加工成薄片；茯苓采用刨片工艺，等等。

（四）稳定体现

方回春堂致力于建立科学稳定的质量标准，通过与产地一线合作，保障稳定的道地产区供应、一次性采购一年或以上的供应量，再加以精心炮制，很多精品中药饮片是手工精挑细选出来的，然后在恒温、恒湿的仓库中精心保管，以保证精品中药饮片效果的稳定性。

（五）价格体现

由于追求至高的品质，所以精品中药饮片的采购、生产、保存成本也会比较高，经过大致测算，一般来说，整张处方划价以后会在现在中药饮片的价格基础上上浮1—1.5倍。

（六）用量体现

由于药材来源道地，加工炮制更精准细致，煎煮得率更高，所以在用量上可以相应减少，这样既可以降低费用，又能有效保证更好的疗效。

[伍]展望未来

与所有的非遗项目一样，方回春堂传统膏方制作技艺也面临着如何才能既传承古老中医药文化又在新时代进行创新发展的问题，这是所有国医、国药馆乃至整个传统工艺面临的共同问题。一方面，传承衰微，面临断裂失传的危险；另一方面，又要适应新的时代，进行创新发展。在遵循古法的基础上创新求变，才能将传统工艺发扬光大，方回春堂传统膏方制作技艺也是如此。

第一，在发展方向上，方回春堂自2001年复馆以来，就明确自身核心竞争力来源于"名医"。目前，方回春堂的名医都请自各大院校，但未来将会逐渐发展、培养自己的中医团队，这是打造方回春堂核心竞争力的必由之路。

第二，在经营模式上，方回春堂的"以医带药"从一开始就是中医药行业的一种创新。今后一段时间里，方回春堂医馆的计划是逐渐走出杭州、走向浙江省内乃至全国。舟山馆的开张表明其已踏出了成功的第一步。

第三，在产品研发上，做更多的创新，比如黑木耳膳食粉这样的保健食疗产品，慢慢地做成一个系列。汉方精油也是方回春堂产品创新的成果。它的方子来自一位老中医的家学传承，而植物精油的萃取技术则是现代科技的产物。所以说，汉方精油是西湖的味道，是杭州的味道，也是传统中医药与现代植物萃取技术融合的味道。

第四，中医药文化传播手段创新。互联网时代，传统中医药行业也应该有与时俱进的宣传推广手段，广泛利用多种媒体平台和传播形式，使得方回春堂品牌及中医药文化更为人所知。如今，方回春堂由四百余名国家级、省级名中医、中医各科专家组成的名医团队已成为企业的核心价值所在。这支名医团队深受杭州市乃至浙江省、全国消费者认可，许多患者纷纷慕名而来，方回春堂每年接待高达三十余万人次的就诊。百年积累换得一朝繁华，随着国家"十三五"规划的推进，"创新、协调、绿色、开放、共享"五大发展理念正成为新一轮发展的核心指导思想，全民健康、振兴中医药事业已成为新一轮发展方向之一，方回春堂也开始书写新的篇章。

主要参考文献

1. 二十五史[M].上海：上海古籍出版社，1986.

2. 朱德明.杭州医药文化[M].杭州：浙江人民出版社，2011.

3. 朱德明.浙江医药文物及遗址图谱[M].杭州：浙江古籍出版社，2012.

4. 朱德明.浙江医药通史[M].杭州：浙江人民出版社，2013.

5. 朱德明.南宋医药发展研究[M].北京：人民出版社，2016.

后记

　　2016年春，浙江省文化厅非遗中心组织编撰浙江省第四批国家级非物质文化遗产代表作丛书，《方回春堂传统膏方制作技艺》列入其中。以往有关这一方面的报纸杂志报道众多，各级电视台均对方回春堂传统膏方制作技艺作过专题报道，这为我们撰写此书奠定了坚实的基础。

　　在撰写本书的过程中，丁黎和俞柏堂打捞了被湮没的珍贵资料和实物图片，并对已获得的大量庞杂资料进行爬梳整理、钩沉辑佚、辨伪考订、勘讹校正，在一定程度上回顾了方回春堂从2001年复馆至今的发展历程，企盼全面展示方回春堂传统膏方制作技艺的精华，向世人倾诉博大精深的中医药文化。作为一家拥有三百多年发展历史的中华老字号，我们的心愿其实不是做世界500强，而是再做500年，为振兴中国的中医药事业作出贡献。

我们衷心感谢中共杭州市上城区委书记陈瑾为此书撰写序言，也特别感谢朱德明教授和沈堂彪老师对书稿的指导。我坚信，在中医药风靡海内外之际，国家级非物质文化遗产方回春堂传统膏方制作技艺将大放异彩，历久弥新！

杭州方回春堂集团有限公司董事长　丁志强

责任编辑：金慕颜

装帧设计：薛　蔚

责任校对：朱晓波

责任印制：朱圣学

装帧顾问：张　望

图书在版编目（ＣＩＰ）数据

　　方回春堂传统膏方制作技艺 / 丁黎, 俞柏堂编著
. — 杭州 : 浙江摄影出版社, 2019.6（2023.1重印）
　　（浙江省非物质文化遗产代表作丛书 / 褚子育总主
编）
　　ISBN 978-7-5514-2436-3

　　Ⅰ.①方… Ⅱ.①丁… ②俞… Ⅲ.①膏剂—制作
Ⅳ.①R289.6

　　中国版本图书馆CIP数据核字(2019)第098457号

FANGHUICHUNTANG CHUANTONG GAOFANG ZHIZUO JIYI

方回春堂传统膏方制作技艺

丁黎　俞柏堂　编著

全国百佳图书出版单位
浙江摄影出版社出版发行
　　　　地址：杭州市体育场路347号
　　　　邮编：310006
　　　　网址：www.photo.zjcb.com
制版：浙江新华图文制作有限公司
印刷：廊坊市印艺阁数字科技有限公司
开本：960mm×1270mm　　1/32
印张：6
2019年6月第1版　　2023年1月第2次印刷
ISBN 978-7-5514-2436-3
定价：48.00元